APORTES PARA ENFERMERÍA

PABLO GABRIEL ROLDAN

ISBN: 978-631-01-4967-7

DEDICATORIA

A mis padres, por darme la vida
A mis hermanos, Camila y Matías, por acompañarme siempre.
A mami y a Sole, por su amor incondicional.
A Pablo y Renata desde el cielo, siempre presente.
A mi familia y a mis amigos de siempre, quienes comparten la vida diaria conmigo; ellos saben quiénes son.

ÍNDICE

AGRADECIMIENTOS ESPECIALES

Quiero dedicar un especial agradecimiento a todas las personas que han sido fundamentales en mi viaje académico y profesional. Sin el apoyo y la guía de cada uno de ustedes, este libro no habría sido posible.

A mis profesores, quienes han dejado una huella indeleble en mi vida y en mi carrera en el campo de la enfermería:

Mg. Lic.Prof Bauman, Natalia
Lic.Esp. Prof. Sandagorda, Betty
Lic.Inst. Prof. Martínez, Viviana
Lic.Esp. Cossio, Selva
Lic. Prof. Martínez, Manuela

A mis académicos y flamantes colegas, coequipers y amigos que siempre me motivaron a continuar en la profesión:

Lic. Ceballos, Claudia - Lic. Medrano Chas, Magali
Lic. Ramírez Janet- Lic. Ibañez, Noelia
Lic.Esp.Prof. López, Paula Andrea- Lic. Pérez, Ayelén
Lic. Nicolosi Veronica-Lic. Chayguin, Erica.
Lic. Tapia, Evelyn-Lic.Prof. Esp Ligorria, Fabian
Lic. Prof. Vázquez de Novoa, Norma

Quiero dedicar un sincero agradecimiento a mi querido grupo de camilleros, con quienes comencé en el ámbito de la Salud. Juntos hemos enfrentado desafíos y hemos aprendido a valorar la importancia del trabajo en equipo y el cuidado hacia nuestros pacientes:

Jefes de Camilleros: Manuel Nieto / Franco Fernández

Staff Camilleros: Guillermo Maizarez-Edgardo Guzman

Federico Bustos -Marcos Oviedo

PRÓLOGO

Arte, ciencia y cuidado son los tres pilares fundamentales que definen la esencia del "*ser enfermero*". Esta profesión, que no solo continúa alcanzando niveles cada vez más altos de excelencia y se ha consolidado como esencial en todos los ámbitos de la sociedad.

Desde tiempos inmemoriales, el cuidado ha sido la piedra angular en el desarrollo de teorías, métodos y paradigmas que enriquecen la calidad asistencial y promueven un enfoque integral en la atención a la salud.

Florence Nightingale, conocida como la madre de la enfermería, dedicó su vida a fomentar la excelencia en la atención sanitaria, ofreciendo experiencias óptimas incluso en momentos de vulnerabilidad, destacando que "El cuidado es la función primaria de la enfermería, un arte que involucra la mente, el cuerpo y el alma" [(1)]. Su legado sigue vigente, recordándonos la importancia de tratar a cada paciente como un ser humano integral, con necesidades emocionales, físicas y sociales. En este contexto, los aportes de esta edición reflejan un crecimiento personal enriquecedor, el cual me llevó a desarrollar una pasión por la enfermería, e inspirar el avance constante de la profesión. Esta obra no es simplemente una revisión de conceptos: es un aporte diseñado para colegas y estudiantes de enfermería, quienes, en ocasiones, se sienten desorientados y enfrentan desafíos al tratar de comprender los fundamentos de esta noble vocación. Mi objetivo es que este material les permita formar un juicio crítico y constructivo sobre su rol, así como su participación activa en el desarrollo de la enfermería con la mirada puesta en la promoción de la salud colectiva.

Deseo que en estas páginas encuentren no sólo información,

sino también inspiración para abrazar con pasión su profesión y contribuir de manera significativa al bienestar de sus pacientes, incentivando además a que puedan impulsar sus ideas y cambios que permitan siempre lograr el bienestar en el entorno sanitario.

A lo largo del tiempo, hemos evolucionado como profesión, focalizándonos cada vez más en la administración y gestión de la enfermería. Este progreso nos ha permitido centrarnos en la seguridad del paciente, integrando además el apoyo y la colaboración con su núcleo familiar.

Este enfoque integral no solo favorece una organización efectiva, sino que también facilita la dirección y evaluación de la calidad de la asistencia y el desempeño que ofrecemos a los pacientes. A su vez, el personal de enfermería retribuye este esfuerzo a través de su compromiso y acciones fundamentadas en la evidencia, la ética y el profesionalismo.

Las organizaciones sanitarias no son la excepción; su gestión está intrínsecamente ligada a la calidad de los servicios de salud que brindan a los pacientes. El objetivo primordial de los administradores y gestores de enfermería debe ser integrar de manera efectiva cualquier cambio dentro del sistema, garantizando así una atención continua y de calidad.

De cara al futuro, es esencial que los administradores sean conscientes de su propio estilo de liderazgo y del impacto que las variables organizacionales del sistema tienen en su conjunto. Deben conocer a fondo las necesidades de su personal, así como los niveles de tensión, estrés y las realidades de la vida en las organizaciones. Esto incluye objetivos, comunicaciones, decisiones y acciones que forman parte del tejido social de la enfermería.

Considero necesario identificar "quién cuida a quienes cuidan", valorando a cada miembro del equipo y así apuntar hacia una gestión de excelencia, basada en la empatía y el progreso colectivo.

Tanto en el ámbito asistencial como en la administración de enfermería, el trabajo en equipo, la ética, el respeto y, sobre todo, la empatía son puntos esenciales. Estos valores no solo son cruciales para quienes me acompañan en este camino como profesional de la salud, sino también para mis pacientes, sin los cuales mi labor carecería de sentido.

Es fundamental que la profesión de Enfermería continúe avanzando con excelencia, cimentada en los valores de verdad, respeto y compasión. Aspiro a que cada enfermero y enfermera viva su labor como una experiencia gratificante, que les permita no solo satisfacer las necesidades de cuidado de cada persona, sino también experimentar el profundo impacto que tienen en la vida de cada uno de ellos.

Finalmente, como siempre, insisto en la importancia de construir desde el amor por el crecimiento de nuestra profesión. Cada esfuerzo realizado, cada pequeño avance, cuenta en el camino hacia la excelencia en el cuidado recordándoles que su labor es invaluable y esencial para la sociedad.

CAPÍTULO 1:

UNA ENFERMERÍA CON MIRADA GESTORA

La gestión en enfermería no implica solamente organizar turnos o supervisar insumos. Implica planificar estratégicamente, tomar decisiones con sentido ético, y sostener equipos de trabajo en contextos que muchas veces son complejos y desafiantes. La enfermera gestora no pierde de vista a la persona atendida, pero amplía su mirada para incluir al sistema, al equipo, y a los recursos que intervienen en la atención.

Administrar en salud es, en cierto modo, ***cuidar desde otro lugar***. Es anticiparse a los problemas, prevenir errores, facilitar el trabajo de otros, y generar condiciones que dignifiquen tanto al paciente como al profesional. Y esa es una competencia que requiere formación, sensibilidad, ***y una clara vocación de servicio***.

No se trata solo de aplicar herramientas administrativas, sino de liderar procesos con visión y compromiso. Enfermería necesita estar sentada en las mesas donde se toman decisiones ya sea a nivel político sanitario y también nosocomial directivo. Desde allí, puede aportar una mirada cercana a la realidad del cuidado, pero también estratégica, centrada en la eficiencia, la equidad y la mejora continua.

Reconocer que administración y gestión son pilares del ejercicio profesional no significa alejarse de la esencia del cuidado, **sino protegerlo, fortalecerlo y proyectarlo**. Hoy, más que nunca, necesitamos una enfermería que piense, que planifique y que actúe con mirada gestora. (2)

1.1 Administración y Gestión: pilares fundamentales en Enfermería

"Es crucial practicar feedback a diario, ya que esto nos permite establecer una retroalimentación efectiva que favorezca concretar

nuestros objetivos bajo parámetros como la conciliación basada en la escucha activa, logrando identificar los comportamientos y conductas que han resultado en acciones positivas o negativas para el equipo. Esto nos ayudará a pautar resoluciones posibles y a establecer un tiempo prudencial para detectar cambios que beneficien al grupo, mejorando así la eficiencia y la armonía. Un elemento clave para construir un equipo de enfermería de alto impacto es el acompañamiento continuo de quienes ocupan roles de liderazgo. Esto implica que deben interiorizarse en el día a día del personal de enfermería, apoyándolos en las situaciones que enfrentan en cada jornada." [3]

El **feedback diario** es una herramienta invaluable en el ámbito de la enfermería, ya que permite establecer una retroalimentación constructiva que fomenta la conciliación y la resolución de problemáticas o áreas de acción-oportunidad que surgen en el ámbito sanitario. Su uso constante es esencial, ya que nos ayuda a identificar comportamientos y conductas que han generado acciones, ya sean positivas o negativas, dentro del equipo. [4]

En lugar de adoptar una postura netamente autoritaria, es crucial enfocarnos en el diálogo y la reflexión conjunta. Esto no solo nos permite proponer soluciones efectivas, sino también establecer un tiempo prudencial para implementar cambios que favorezcan la eficiencia y la armonía del grupo.

Esto implica no solo ofrecer apoyo emocional en todo el equipo, **sino también involucrarse activamente en el día a día del personal de enfermería y en las situaciones que enfrentan, durante el desarrollo de las actividades de los profesionales.**

"La visión primordial es brindar la máxima calidad en el cuidado a todos nuestros pacientes, todos los días, a cargo de un equipo de profesionales altamente calificados tanto en habilidades técnicas como en el trato humano."

Es importante estar a la par, y esto no abarca el acompañamiento de forma verbal, implica arremangarse y trabajar juntos.

Algunas características extras que pueden ayudar en tu relación con el personal son:

- Transmitir confianza para poder detectar objetivos individuales y grupales bajo la honestidad, como pilar principal.
- Definir los objetivos se esperan, a nivel individual y como en el grupo de trabajo.
- Mantener el altruismo y empatía como base para poder lograr un **equipo dc trabajo sólido, de alto impacto y perdurable.**
- Reiterar siempre, que necesito saber qué es lo que esperan del líder, que comprendan, que somos un equipo de trabajo focalizado en llegar a los objetivos propuestos.
- Fortalecer la escucha activa en el equipo de trabajo, esto aplica tanto a mandos medios como compañeros-colegas para poder lograr una correcta relación laboral
- Mantener una actitud abierta, dispuesta al diálogo, siempre.
- Concentración: en este punto hago foco en mantener la atención específicamente en lo que la otra persona quiere dar a conocer.
- Escucha emocional: detectar la intención, cual es el contenido del mensaje, establecer un equilibrio entre escucha activa y emocional para poder favorecer la empatía.
- Evitar los prejuicios, es importante no establecer ideas perniciosas ni realizar comentarios en ningún ámbito ni con ningún otro colega, ***esto lo he vivenciado en diversas ocasiones y es el principal desgaste para un equipo***.
- Mantener contacto visual, reforzar partes en conversación que fueron importantes, felicitar por acciones que lo requieran y preguntar cuál es la sensación que se lleva al culminar la reunión, ¿Qué es lo que aprendió? ¿Qué debería cambiar?

¿Pudo determinar los patrones de conducta que influyeron en dicha situación?

1.2 Liderazgo en Enfermería

El liderazgo en enfermería es fundamental en nuestra práctica diaria, especialmente a través del feedback continuo, que nos permite establecer una retroalimentación constructiva.

Es crucial estar al tanto y no solo acompañar verbalmente, sino también involucrarse activamente, tal como **Florence Nightingale** [1] **no transformó la enfermería detrás de un escritorio ni simplemente gestionando órdenes de manera autoritaria;** sino desde la presencia, la observación y el compromiso con su equipo. Se preocupó por sus subordinadas, las acompañó y les enseñó a reconocer su propio potencial, con la convicción de que el liderazgo se construye día a día y que la actitud es clave para ganarse el respeto en una profesión en constante evolución.

En este sentido, como señala la literatura "no solo acompañar verbalmente, sino también involucrarse activamente en los procesos asistenciales." [5]

Desde la mirada de la enfermería gestora, liderar implica además planificar, organizar y tomar decisiones estratégicas que impacten directamente en la calidad del cuidado. [6]

El líder enfermero no solo gestiona recursos, sino también emociones, problemáticas de la diaria, conflictos y dinámicas de equipo, promoviendo entornos laborales saludables y seguros tanto para los profesionales como para los pacientes[7]

En el contexto actual, el liderazgo en enfermería se enfrenta a nuevos desafíos: la digitalización completa de los sistemas y cuidados en salud, la incorporación de tecnologías, la necesidad de optimizar recursos y la creciente demanda asistencial. En este escenario, el liderazgo transformacional cobra protagonismo, donde el enfermero gestor debe ser capaz de **adaptarse constantemente**, innovar y motivar, fomentando la autonomía, el pensamiento crítico y el trabajo interdisciplinario.

Así, el liderazgo en enfermería deja de ser una cualidad individual para convertirse en una competencia colectiva, donde cada integrante del equipo puede desarrollar su potencial, contribuyendo a una práctica más humana, eficiente y basada en la evidencia.

El verdadero liderazgo enfermero se fundamenta en comportamientos que inspiran respeto y confianza, así como en una actitud constante que perdura en el tiempo. Esto crea un ambiente laboral positivo que potencia al equipo y eleva los estándares de calidad en la atención y el cuidado con un equipo de agentes sanitarios motivados.

1.3 Liderar con cercanía: El rol del líder que sabe estar presente

En el contexto actual los equipos de enfermería necesitan líderes que estén a la par. Líderes que trabajen codo a codo, que escuchen con atención genuina y actúen con sensibilidad ante las necesidades del equipo. **Ya no es suficiente con dirigir autocráticamente: es necesario acompañar, sostener y construir vínculos de confianza. La figura del líder-jefe autoritario pierde fuerza frente a la del líder que inspira desde el ejemplo, que entiende que la autoridad se gana con coherencia, cercanía y compromiso cotidiano.**

Este tipo de liderazgo permite algo fundamental: detectar a tiempo los conflictos, los silencios que pesan, las señales de agotamiento o incluso las renuncias silenciosas manifestadas en acciones y gestos antes que en palabras. Un equipo sólido, acompañado con empatía, es menos propenso a fragmentarse, y más capaz de atravesar los desafíos propios del entorno sanitario. En definitiva, **liderar no es solo orientar el rumbo, sino estar presente en el camino**.

En momentos donde el cansancio emocional, la rotación del personal y la sobrecarga asistencial son parte del día a día, liderar ***es también cuidar al que cuida***. Y para cuidar bien, hace falta estar presente, mirar de verdad al otro y construir un espacio donde cada profesional sienta que su trabajo, su voz y su bienestar importan evitando de esta manera: renuncias inesperadas y ausentismo elevado por burnout.

1.4 Aspectos pedagógicos que deben implementar los conductores del colectivo enfermero: "Siete Bases para un Liderazgo Eficaz"

El líder debe tener ciertos componentes que van a definir su forma de direccionar al profesional de enfermería con un objetivo al usuario-paciente que determine la calidad de cuidado humanizado que este requiere como fundamental.

El liderazgo en enfermería trasciende la organización del trabajo: implica construir sentido, sostener equipos y garantizar cuidados seguros y humanizados en contextos complejos. No se trata solo de dirigir, sino de influir de manera ética y consciente sobre otros, promoviendo entornos de trabajo saludables y orientados a la calidad.

1. Acompañar: Acompañar no es supervisar de forma pasiva, sino involucrarse activamente en el desarrollo del equipo. Implica estar disponible, observar procesos, brindar retroalimentación oportuna y sostener al otro en su crecimiento profesional.

El líder que acompaña:

- Genera espacios de escucha activa reales
- Identifica necesidades formativas y emocionales del equipo

- Favorece la construcción de confianza
- Mantiene límites profesionales claros

El acompañamiento efectivo evita tanto la sobre intervención (control excesivo) como el abandono (falta de mentoría activa), logrando un equilibrio que potencia la autonomía progresiva del profesional.

2. Empatía: La empatía en enfermería adquiere un valor central, pero en el liderazgo implica una dimensión más compleja: comprender al otro sin perder el rol.

Un líder empático:

- Legitima emociones sin perder objetividad
- Promueve un entorno donde equivocarse sea parte del aprendizaje
- Construye seguridad psicológica en el equipo
- Favorece la comunicación abierta

No se trata solo de comprender, sino de habilitar. La empatía bien aplicada fortalece la confianza, reduce el miedo al error y mejora la calidad del cuidado indirectamente.

3. Influencia: El liderazgo auténtico se construye **a través de la coherencia entre el discurso y la acción. La influencia no depende del cargo, sino del ejemplo sostenido en el tiempo**.

Un líder influye cuando:

- Actúa con ética y transparencia
- Sostiene conductas consistentes
- Es referente técnico y humano
- Inspira desde la práctica cotidiana

La influencia positiva transforma culturas de trabajo, promoviendo equipos más comprometidos y alineados con objetivos comunes.

4. Decisión: La toma de decisiones en enfermería ocurre muchas veces en contextos de presión, incertidumbre y recursos limitados. Por eso, el liderazgo requiere claridad, criterio clínico y responsabilidad.

Un líder que decide:

- Prioriza en función del riesgo y la seguridad del paciente
- Integra evidencia científica con experiencia práctica
- Asume la responsabilidad de sus decisiones
- Actúa con oportunidad y firmeza

La indecisión genera incertidumbre en el equipo; la decisión fundamentada, en cambio, ordena y guía.

5. Reconocimiento: El reconocimiento es una herramienta de gestión subestimada, pero altamente efectiva. No se limita a lo formal, sino que se construye en lo cotidiano

Un líder que reconoce:

- Valora el esfuerzo además del resultado
- Visibiliza logros individuales y colectivos
- Refuerza conductas positivas
- Fortalece la autoestima profesional

El reconocimiento genuino impacta directamente en la motivación, la retención del personal y la calidad del clima laboral.

6. Ayuda: Ayudar no es resolver todo, sino estar disponible para sostener procesos. Implica acompañar en la dificultad sin generar dependencia.

Un líder que ayuda:

- Orienta en la resolución de problemas
- Facilita recursos y herramientas
- Interviene en situaciones críticas
- Promueve la autonomía progresiva

La ayuda estratégica fortalece al equipo, evitando tanto la sobrecarga como la desresponsabilización.

7. Respeto: El respeto es la base ética del liderazgo. No puede negociarse ni condicionarse. Es el pilar sobre el cual se construyen todos los demás componentes.

Un líder respetuoso:

- Reconoce la dignidad de cada integrante del equipo
- Promueve relaciones horizontales dentro de la estructura organizacional
- Escucha sin descalificar
- Valora la diversidad de opiniones

Sin respeto no hay vínculo, y sin vínculo no hay equipo posible.

Es importante darnos cuenta la importancia del liderazgo en la profesión de enfermería, pero para que esto suceda debemos poco a poco comenzar a liderarnos a nosotros mismos, *convertirnos en un líder real*, visualizar un patrón de conducta que nos acerque al lugar que deseamos para una mejora continua de todo nuestro entorno, manteniendo un nivel de empatía y honestidad podemos lograr inspirar y contagiar la manera aplicada de trabajar, sin dejar de sentirnos vulnerables porque somos seres humanos, pero si nos focalizamos es posible... leí una vez de un autor desconocido "Si logro inspirar a alguien, mi vida ya valió la pena" continuando de la manera firme, hábil y valiente llegaremos a buen puerto con un equipo de profesionales con decisiones asertivas, comprometidos y con espíritu en liderazgo y aprendizaje.

Necesitamos lideres comprometidos para avanzar, para transformar, para crecer. Aquellos que sepan optimizar y gestionar siendo a su vez ejemplo de influencia en otros a través de sus acciones y demostraciones diarias.

Nunca olvidar "Son personas, que lideran personas" y mientras se trabaje siempre desde la humildad se lograran cambios fascinantes para que la cultura de la Enfermería llegue al auge que tanto necesita.

1.5 La motivación del personal de Enfermería como base para mejorar las métricas de servicio

La motivación es la base fundamental en todo equipo de trabajo sanitario, en la actualidad con las grandes demandas se disminuye la importancia de este pilar necesario para mantener la empatía y el bienestar de cada paciente

Citando a Hellriegel y John W. Slocum encontraremos la definición de motivación como "**una fuerza que actúa en su interior provocando un comportamiento de forma específica**." [(2)] Determinar la motivación del personal de enfermería es fundamental para lograr que los estándares que se establecen dentro del ámbito hospitalario sean favorables. El desarrollo de esto debe estar a cargo de los supervisores, líderes, referentes y mentores en el desempeño emocional, cognitivo y técnico de cada uno de los colaboradores. Si nos remontamos a la historia la pionera en gestión, cuidado y seguridad del paciente fue la querida Florence Nightingale [(1)], quedando claro que las actividades de liderazgo siempre implican hacer frente a problemas y complicaciones, aprendiendo a responder a las crisis con iniciativa, adaptabilidad, empatía e influencia bajo actitud de servicio.

Si somos capaces de ser líderes con prioridad emocional podremos tener grupos a cargo motivados, inspirados y que sean ejemplo a seguir, donde Enfermería direccione su patrón de comportamiento individualizado sin la necesidad de un proceso de activación, mantenimiento y orientación de la conducta. La motivación no es estática, está en constante transformación, no debemos olvidar que, a mayor deseo, mayor motivación, si se tuvieran en cuenta las metas del personal a cargo, si se determinaran los factores tanto positivos como negativos y la transparencia y comunicación del equipo fuera lo primordial sería un gran aporte para fortalecer las convicciones y crecimiento. Me gustaría compartirles una frase de Goleman Boyatzis y Mc Kee:(8) **"Los auténticos lideres no se distinguen por sus talentos natos o su dominio técnico, si no por su capacidad de inspirar en otros energía, pasión y entusiasmo y estos sentimientos se extienden rápidamente en los equipos de trabajo, estimulando a los demás**." La motivación constituye uno de los pilares fundamentales del equipo de trabajo y del cuidado: *aquellos que no se sientan identificados deberán revisar si el hecho de haberse fijado una meta educativa responde a la vocación y pasión por la labor académica, o si se vincula únicamente con el ejercicio profesional orientado exclusivamente a la obtención de una remuneración.*

1.6 Evaluación de desempeño 360°: un llamado a la acción para mandos medios en la mejora continua por el progreso de la Enfermería

Durante mi experiencia por diversos entornos sanitarios y académicos he podido visualizar que las evaluaciones de desempeño enfocadas al personal de Enfermería requieren una actualización constante y deben ser abordadas por personal idóneo en la materia que pueda comprender los tiempos y procesos del cuidado enfermero-paciente.

Esta herramienta es esencial para poder medir los resultados que reflejan la calidad de trabajo que estamos brindando a nuestros pacientes, *permitiendo identificar aquellas áreas de mejora con marcado grado de debilidad y potenciar el desarrollo de nuestros profesionales en pos de mejoras colectivas e individuales.*

Mediante el análisis de esta podremos tener un panorama detallado de las competencias, actitudes y habilidades de cada uno de los integrantes del equipo en tiempo real.

En el marco de la evaluación continua del desempeño en enfermería, resulta necesario incorporar herramientas que no solo permitan medir, sino también visualizar de manera clara, dinámica y comparativa la evolución de los profesionales dentro del equipo. En este sentido, genero un llamado a la acción a la utilización de gráficos de radar, como una estrategia innovadora y altamente efectiva, capaz de integrar múltiples dimensiones del desempeño en una representación sintética y de fácil interpretación.

El valor de este tipo de herramienta radica en su capacidad para transformar datos complejos en un perfil visual integral del profesional. Cada una de las dimensiones evaluadas como la comunicación, la seguridad del paciente, el manejo del estrés, el trabajo en equipo o la toma de decisiones sé dispone como un eje radial dentro del gráfico, permitiendo que las puntuaciones asignadas configuren una figura poligonal que refleja el desempeño global. Esta construcción no solo facilita la lectura inmediata del nivel alcanzado en cada área, sino que también permite identificar equilibrios y desequilibrios entre competencias, aportando una comprensión más profunda del desempeño.

La posibilidad de representar simultáneamente a varios profesionales mediante el uso de colores diferenciados amplía aún más el potencial de esta herramienta. La superposición de perfiles habilita una lectura comparativa que permite reconocer fortalezas individuales, áreas de mejora y patrones grupales, desplazando el análisis desde una lógica individual hacia una perspectiva colectiva. Esto resulta especialmente relevante en la gestión de equipos de salud, donde el desempeño no puede pensarse de manera aislada, sino como parte de una dinámica relacional y organizacional.

Desde una perspectiva longitudinal, la aplicación periódica, por ejemplo, semanal de este tipo de evaluación permite observar la evolución de cada profesional en el tiempo. La comparación entre mediciones sucesivas facilita la identificación de mejoras, estancamientos o retrocesos, transformando al gráfico de radar en una herramienta no solo diagnóstica, sino también predictiva y estratégica. Asimismo, la detección de patrones compartidos dentro del equipo, como desempeños descendidos en determinadas dimensiones, puede funcionar como indicador de necesidades formativas o de problemáticas estructurales del servicio.

Su carácter accesible e intuitivo favorece la comprensión por parte de todo el equipo, promoviendo la participación activa en los procesos evaluativos. De este modo, la evaluación deja de percibirse como una instancia punitiva para convertirse en un espacio de construcción colectiva orientado a la mejora continua. En términos de liderazgo, esta herramienta fortalece la transparencia y la objetividad, permitiendo fundamentar decisiones, acompañar procesos y reconocer avances a partir de evidencias concretas.

No obstante, es fundamental comprender que la representación gráfica no reemplaza el análisis cualitativo, sino que lo complementa. La interpretación de los datos debe estar siempre contextualizada, considerando las particularidades de cada profesional, del equipo y del entorno en el que se desarrolla el cuidado.

En este escenario, evaluar el desempeño en enfermería exige, además, ampliar la mirada hacia dimensiones que históricamente han sido subestimadas o abordadas de manera fragmentada. El cuidado ya no puede concebirse exclusivamente desde lo técnico, sino como una práctica situada, atravesada por la diversidad, la vulnerabilidad y los derechos de las personas.

Esto implica incorporar dentro del proceso evaluativo aspectos vinculados a situaciones de alta complejidad humana, como el acompañamiento en los últimos días de vida, el abordaje de personas con discapacidad y la atención respetuosa de la diversidad de género y orientaciones sexuales. El cuidado al final de la vida, por ejemplo, constituye una de las expresiones más profundas de la práctica enfermera, donde no solo se evalúan intervenciones clínicas, sino la capacidad de sostener desde lo emocional, lo ético y lo comunicacional en contextos de extrema vulnerabilidad.

Del mismo modo, la atención a personas con discapacidad requiere que el profesional sea capaz de reconocer y adaptarse a las barreras existentes, tanto físicas como sociales, lo que demanda no solo conocimientos técnicos, sino también sensibilidad y capacidad de adecuación. En paralelo, la incorporación de la perspectiva de género y diversidad resulta indispensable para garantizar cuidados libres de prejuicios, respetuosos de la identidad y la dignidad de cada persona.

Estos enfoques no deben ser concebidos como elementos accesorios, sino como criterios transversales que atraviesan todas las dimensiones del desempeño. La comunicación, la empatía, la toma de decisiones y el cuidado integral adquieren un significado distinto cuando se ejercen en contextos de diversidad, vulnerabilidad o fin de vida.

En definitiva, la integración de herramientas de visualización como el gráfico de radar con una perspectiva contemporánea del cuidado permite construir modelos de evaluación más completos, sensibles y ajustados a la realidad. De esta manera, la evaluación deja de ser un instrumento meramente técnico para convertirse en una herramienta transformadora, capaz de fortalecer equipos, mejorar prácticas y contribuir a una enfermería más crítica, humana y comprometida con la salud colectiva.

1.7 Modelo de Gestión Roldan para evaluación de competencias en Enfermería (GROLD)

El presente modelo que he creado, reestructurado y adecuado permitiendo la evaluación del desempeño a partir de once dimensiones que integran aspectos clínicos, humanos, organizacionales y sociales, en consonancia con los enfoques contemporáneos de salud colectiva, derechos y cuidado centrado en la persona.

Si bien los gráficos de radar han sido utilizados en distintos ámbitos como herramientas de representación de datos, su aplicación en enfermería ha sido predominantemente descriptiva y no como parte estructural de modelos de evaluación del desempeño. La presente propuesta incorpora el radar no solo como recurso visual, sino como eje central de un sistema de evaluación continua, permitiendo integrar medición, análisis y toma de decisiones en un mismo proceso

Dimensiones del modelo de Gestión Roldan para evaluación del desempeño en enfermería (GROLD)

El presente modelo propone la evaluación del desempeño a partir de once dimensiones que integran aspectos clínicos, humanos, organizacionales y sociales, en consonancia con los enfoques contemporáneos de salud colectiva, derechos y cuidado centrado en la persona.

La evaluación del desempeño se realiza mediante un proceso sistemático, continuo y multidimensional, basado en la observación de la práctica real y en la asignación de puntajes a cada una de las once dimensiones definidas.

La valoración del desempeño se realiza mediante una escala cualitativa de cuatro niveles, que permite traducir la observación en un lenguaje común y comparable. Estos niveles (insuficiente, necesita mejora, satisfactorio y excelente) no deben entenderse como categorías rígidas, sino como referencias que orientan el análisis del desempeño en función del grado de cumplimiento de los estándares esperados. La ausencia de un punto medio neutral favorece una toma de posición más clara por parte del evaluador, reduciendo la ambigüedad y promoviendo una lectura más precisa de la práctica.

El proceso evaluativo se basa en la observación de conductas concretas en el entorno laboral. No se evalúan conceptos abstractos, sino manifestaciones reales del desempeño en situaciones cotidianas: la forma en que el profesional se comunica con el paciente, la manera en que organiza su trabajo, cómo toma decisiones frente a escenarios complejos o cómo responde ante situaciones de estrés. Esta perspectiva permite anclar la evaluación en la práctica y no en percepciones generales.

La asignación del puntaje se construye a partir de la integración de tres dimensiones fundamentales: la frecuencia con la que se manifiestan determinadas conductas, la calidad con la que se ejecutan y el grado de autonomía con el que el profesional actúa. Esta combinación permite diferenciar entre acciones ocasionales y patrones sostenidos, así como entre ejecuciones dependientes y prácticas consolidadas. De este modo, la evaluación adquiere mayor profundidad y reduce el riesgo de subjetividad.

Para fortalecer la validez del proceso, la evaluación no debe apoyarse en una única fuente de información. Por el contrario, se nutre de múltiples registros que incluyen la observación directa, el análisis de la documentación clínica, la retroalimentación del equipo de salud e incluso, cuando es pertinente, la percepción del propio profesional o del paciente. Este enfoque integral permite construir una mirada más completa y equilibrada del desempeño.

La periodicidad de la evaluación constituye otro aspecto central del modelo. La implementación de instancias semanales permite un seguimiento cercano y dinámico, favoreciendo la detección temprana de dificultades y la posibilidad de intervenir de manera oportuna. A su vez, el análisis de estas evaluaciones en períodos más amplios mensuales o trimestrales posibilita identificar tendencias, consolidar procesos de mejora y orientar decisiones de gestión.

Uno de los elementos distintivos del modelo es la utilización del gráfico de radar como herramienta de visualización del desempeño. A partir de la asignación de puntajes en cada una de las dimensiones evaluadas, se construye una representación gráfica que permite observar de manera inmediata el perfil profesional. Esta visualización no solo facilita la identificación de fortalezas y áreas de mejora, sino que también permite analizar el equilibrio general del desempeño y su evolución en el tiempo.

La interpretación de estos perfiles requiere una lectura contextualizada. Un gráfico no debe ser entendido como una conclusión en sí misma, sino como un punto de partida para el análisis. Las variaciones en el desempeño deben ser interpretadas a la luz de las condiciones de trabajo, las características del equipo y las particularidades de cada profesional. En este sentido, el modelo promueve una evaluación reflexiva, alejada de miradas simplificadoras o punitivas.

El valor de este enfoque radica en su capacidad para transformar la evaluación en una herramienta de gestión del cuidado. A partir de los resultados obtenidos, es posible orientar procesos de capacitación, fortalecer el trabajo en equipo, optimizar la organización del servicio y mejorar la calidad de la atención brindada. De este modo, la evaluación deja de ser un fin en sí mismo para convertirse en un medio que impulsa el desarrollo profesional y la mejora continua, en detalle:

1. Competencia clínica y conocimiento científico: Evalúa la capacidad del profesional para aplicar conocimientos actualizados en la práctica asistencial, integrando evidencia científica, habilidades técnicas y criterio clínico. Incluye el dominio de procedimientos, la comprensión de patologías y manejo actualizado de guías y protocolos vigentes.

2. Seguridad del paciente y prácticas seguras: Analiza el grado en que el profesional garantiza una atención libre de riesgos evitables, mediante el cumplimiento de protocolos, la identificación temprana de eventos adversos y la adopción de prácticas seguras. Incorpora una visión ampliada de la seguridad, incluyendo tanto al paciente como al equipo de salud.

3. Comunicación terapéutica y relacional: Valora la capacidad de establecer vínculos efectivos con pacientes, familias y equipo de salud. Incluye la claridad en la transmisión de información, educación al paciente y familia, la escucha activa, la empatía comunicacional y la adaptación del lenguaje según el contexto sociocultural.

4. Organización del cuidado y gestión del tiempo: Examina la habilidad para planificar, priorizar y ejecutar tareas de manera eficiente, garantizando la continuidad del cuidado. Incluye la correcta gestión del tiempo, la organización del trabajo y la calidad de los registros clínicos como parte del proceso asistencial.

5. Trabajo en equipo y relaciones interprofesionales: Evalúa la capacidad de integrarse de manera activa y colaborativa dentro del equipo de salud, favoreciendo la cooperación, la comunicación interdisciplinaria y la resolución constructiva de conflictos.

6. Empatía y cuidado humanizado: Considera la capacidad del profesional para brindar un cuidado centrado en la dignidad de la persona, reconociendo sus emociones, necesidades y contextos. Incluye el acompañamiento en situaciones de vulnerabilidad, sufrimiento y fin de vida.

7. Formación continua e innovación en la práctica: Analiza el compromiso con el aprendizaje permanente, la actualización profesional y la incorporación de nuevas prácticas basadas en evidencia. Incluye la apertura al cambio y la capacidad de transferir el conocimiento a la práctica diaria.

8. Pensamiento crítico y toma de decisiones: Evalúa la capacidad de analizar situaciones complejas, cuestionar prácticas establecidas y tomar decisiones fundamentadas. Incluye la resolución de problemas, el juicio clínico y la autonomía profesional.

9. Responsabilidad profesional y manejo del estrés: Valora el compromiso con las tareas asignadas, el cumplimiento de responsabilidades y la capacidad de actuar de manera eficiente en contextos de presión. Incluye la gestión del estrés y la estabilidad en situaciones críticas.

10. Cuidado integral centrado en la persona, familia y comunidad: Analiza la capacidad de brindar un cuidado holístico que contemple no solo aspectos biológicos, sino también dimensiones psicológicas, sociales y culturales. Incluye la participación de la familia y la comprensión del entorno del paciente.

11. Enfoque de derechos, diversidad y salud colectiva: Evalúa la práctica profesional desde una perspectiva ética y social, considerando el respeto por la diversidad, la inclusión y los derechos de las personas. Incluye la atención a poblaciones vulnerables, personas con discapacidad, diversidad de género, y el acompañamiento en el final de la vida, así como la comprensión de los determinantes sociales de la salud.

Figura 1: Modelo de Gestión Roldan para evaluación de competencias en Enfermería (GROLD)

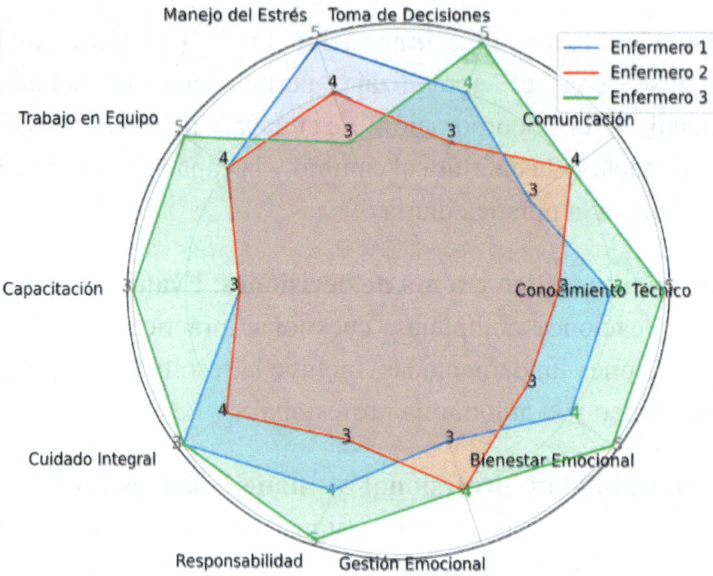

Fuente: elaboración propia

En definitiva, la aplicación del modelo propone resignificar la evaluación del desempeño en enfermería, entendiéndola como un proceso formativo, dinámico y profundamente vinculado con la práctica real. Evaluar no es calificar, sino comprender, acompañar y potenciar. Es reconocer que el cuidado se construye día a día, en la interacción con otros, y que su calidad depende, en gran medida, de la capacidad de reflexionar sobre lo que se hace y cómo se hace.

CAPÍTULO 2:

UNA ENFERMERÍA CON MIRADA ASISTENCIAL

2.1 Una enfermería con mirada asistencial: el rol en la atención primaria y la inmunización.

Mención especial: A Lic. Noelia Ibañez, por sus valiosos aportes y orientación en inmunización.

La atención primaria de la salud constituye el primer nivel de contacto entre la población y el sistema sanitario, posicionándose como un pilar fundamental en la prevención de enfermedades, el diagnóstico temprano y la continuidad del cuidado. En este escenario, la enfermería adquiere un rol central, no solo desde lo asistencial, sino también como agente activo en la promoción de la salud y en la construcción de vínculos con la comunidad.

La experiencia en el ámbito de la atención primaria, particularmente en el campo de la inmunización, permite comprender el impacto directo que las intervenciones preventivas tienen sobre la salud colectiva. La formación específica en este nivel de atención no solo fortalece las competencias técnicas, sino que también orienta la práctica hacia una mirada integral, donde el cuidado trasciende lo individual para abarcar dimensiones comunitarias.

El trabajo en centros de salud, especialmente en contextos donde los recursos pueden ser limitados, exige una organización dinámica y una fuerte articulación interdisciplinaria. La atención se estructura a partir de múltiples servicios que incluyen el control de enfermedades crónicas, la salud materno-infantil, la vacunación y la educación para la salud. En este entramado, la enfermería se posiciona como un nexo entre el sistema de salud y la comunidad, facilitando el acceso, acompañando procesos y promoviendo prácticas saludables.

Uno de los ejes más relevantes dentro de la atención primaria es la vacunación. Los programas de inmunización, especialmente aquellos incluidos en el calendario nacional, constituyen herramientas esenciales para la prevención de enfermedades transmisibles y la reducción de la morbimortalidad. La implementación de estos programas no se limita a la administración de vacunas, sino que implica un trabajo sostenido de planificación, registro, seguimiento y educación.

El rol de la enfermería en este contexto es clave. Desde la identificación de la población objetivo hasta la ejecución de campañas de vacunación, pasando por el seguimiento de esquemas incompletos, la práctica enfermera se orienta a garantizar la cobertura y la accesibilidad. En muchos casos, esto implica salir del espacio institucional y acercarse a la comunidad mediante estrategias como visitas domiciliarias, intervenciones en escuelas o actividades en centros comunitarios.

Sin embargo, el desarrollo de estas acciones no está exento de desafíos. La sobrecarga laboral, la limitación de recursos y la creciente desinformación en torno a la salud preventiva, especialmente en relación con las vacunas, representan obstáculos significativos. La resistencia de algunos sectores de la población, muchas veces basada en información errónea, obliga a los profesionales a fortalecer sus habilidades comunicacionales y educativas, generando espacios de diálogo y confianza.

La educación para la salud se convierte así en una herramienta fundamental. No se trata únicamente de transmitir información, sino de construir conocimiento junto a la comunidad, adaptando los mensajes a los contextos socioculturales y promoviendo la participación activa de las personas en el cuidado de su salud. Esta tarea se integra de manera transversal en la práctica cotidiana, donde cada contacto con el paciente representa una oportunidad para intervenir desde la prevención.

La pandemia por COVID-19 puso en evidencia tanto las fortalezas como las debilidades del sistema de atención primaria. Por un lado, evidenció la capacidad de respuesta y adaptación de los equipos de salud, especialmente en la implementación de campañas masivas de vacunación. Por otro, expuso las limitaciones estructurales y la necesidad de fortalecer el primer nivel de atención. La experiencia adquirida en este contexto permitió optimizar protocolos, mejorar estrategias de comunicación y reforzar el vínculo con la comunidad.

De cara al futuro, la atención primaria se proyecta como un espacio en constante transformación, atravesado por la incorporación de tecnologías, la digitalización de los procesos y el desarrollo de nuevas formas de acceso al sistema de salud. Sin embargo, más allá de los avances tecnológicos, el desafío principal continúa siendo garantizar una atención accesible, equitativa y de calidad.

En este marco, la enfermería seguirá ocupando un lugar estratégico, no solo como ejecutora de prácticas, sino como protagonista en la gestión del cuidado. Su cercanía con la comunidad, su capacidad de adaptación y su enfoque integral la posicionan como un actor clave en la construcción de sistemas de salud más eficientes y centrados en las personas.

En definitiva, la atención primaria y la vacunación no solo representan herramientas para prevenir enfermedades, sino que constituyen la base sobre la cual se construye una sociedad más saludable. El compromiso de los profesionales que trabajan en este nivel de atención se refleja en cada acción cotidiana, en cada intervención preventiva y en cada vínculo que se establece con la comunidad, reafirmando que no hay salud posible sin prevención ni cuidado sostenido en el tiempo.

2.2 La enfermería asistencial en transición: hacia la superación del modelo técnico-biologicista en favor de la salud colectiva

La enfermería asistencial ha sido históricamente construida sobre una base fuertemente vinculada al modelo biomédico, donde la práctica se organiza en torno a la enfermedad, el procedimiento y la resolución de eventos clínicos inmediatos.

Este enfoque, de carácter biologicista y técnico, ha permitido avances significativos en términos de eficacia y respuesta ante situaciones agudas; sin embargo, en el contexto actual, comienza a evidenciar sus límites.

En la práctica cotidiana, este modelo se traduce en intervenciones fragmentadas, centradas en el síntoma y muchas veces desvinculadas del contexto social, cultural y emocional de las personas. El cuidado se reduce, en numerosas ocasiones, a la ejecución correcta de técnicas y protocolos, dejando en un segundo plano la comprensión integral del sujeto de cuidado. Esta lógica, profundamente arraigada en los sistemas de salud, configura una de las principales deudas pendientes de la enfermería asistencial.

Superar este paradigma no implica negar la importancia del conocimiento técnico ni de las habilidades clínicas, sino reubicarlas dentro de un marco más amplio, donde el cuidado se entienda como un proceso complejo, dinámico y situado. En este sentido, la transición hacia un enfoque de salud colectiva se presenta como una necesidad ineludible.

La salud colectiva propone una mirada que trasciende al individuo aislado y lo reconoce como parte de una red de relaciones sociales, económicas y culturales que condicionan su proceso de salud-enfermedad. Desde esta perspectiva, el cuidado deja de ser una respuesta reactiva frente a la enfermedad para convertirse en una práctica proactiva, orientada a la promoción de la salud, la prevención y la equidad.

Para la enfermería, este cambio de enfoque representa no solo una transformación en la forma de intervenir, sino también en la manera de pensar y comprender su propio rol. Implica incorporar una mirada crítica sobre la práctica, cuestionar modelos tradicionales y asumir un posicionamiento activo frente a las desigualdades que atraviesan a las personas y comunidades.

En el ámbito asistencial, esto se traduce en la necesidad de ampliar el foco del cuidado. Ya no se trata únicamente de realizar procedimientos con precisión, sino de comprender quién es la persona que se cuida, cuáles son sus condiciones de vida, qué barreras enfrenta y qué recursos posee. Significa reconocer que cada intervención técnica está inserta en un entramado social que le da sentido.

Asimismo, este proceso requiere fortalecer dimensiones que históricamente han sido subestimadas, como la comunicación, la empatía, la educación para la salud y el trabajo con la comunidad. Estas no deben ser consideradas habilidades accesorias, sino componentes centrales del cuidado enfermero en un modelo orientado a la salud colectiva.

No obstante, esta transformación no está exenta de tensiones. Las condiciones de trabajo, la sobrecarga asistencial y la organización de los servicios muchas veces refuerzan prácticas centradas en la rapidez y la resolución técnica, dificultando la incorporación de enfoques más integrales. En este escenario, el desafío no recae únicamente en el profesional, ***sino también en las estructuras institucionales que deben acompañar y sostener este cambio de paradigma***.

En definitiva, la enfermería asistencial se encuentra en un momento de transición. Mantiene aún rasgos de un modelo biologicista que ha marcado su desarrollo, pero al mismo tiempo comienza a integrar nuevas perspectivas que amplían y enriquecen su práctica. Reconocer esta tensión no implica debilidad, sino una oportunidad para repensar el cuidado y avanzar hacia formas de intervención más humanas, críticas y comprometidas con la realidad social.

Asumir la salud colectiva como horizonte no significa abandonar lo asistencial, sino resignificarlo. Implica comprender que cada acción de cuidado, por más técnica que sea, tiene un impacto que trasciende al individuo y se proyecta en la comunidad. En este sentido, el desafío de la enfermería contemporánea no es solo hacer mejor, sino también pensar distinto.

2.3 La continuidad educativa como resistencia en la enfermería asistencial

La enfermería asistencial no solo enfrenta el desafío de superar el modelo técnico-biologicista, sino también las condiciones estructurales que atraviesan su ejercicio cotidiano. Entre ellas, el pluriempleo se presenta como una realidad frecuente, que impacta directamente en la calidad del cuidado, en el bienestar profesional y en las posibilidades de desarrollo.

En este contexto, la capacitación continua no puede pensarse como un concepto homogéneo ni como una exigencia uniforme para todos los profesionales. Por el contrario, debe ser comprendida en función de trayectorias, condiciones laborales y momentos del desarrollo profesional.

Para un enfermero recientemente graduado, la capacitación adquiere un sentido de consolidación. Se orienta a fortalecer la seguridad en la práctica, a integrar conocimientos teóricos con la experiencia real y a desarrollar criterio clínico. En este caso, formarse no se vive como una resistencia, sino como una necesidad para construir identidad profesional y reducir la incertidumbre propia del inicio laboral.

En cambio, para aquellos profesionales que se encuentran atravesados por el pluriempleo, muchas veces sin instancias formales de desarrollo o con trayectorias formativas incompletas, la capacitación continua se resignifica. Ya no se trata únicamente de aprender, sino de sostener una práctica que no quede reducida a la repetición mecánica. En estos contextos, formarse implica interrumpir la lógica de la sobrecarga, recuperar el pensamiento crítico y evitar que el cuidado se vacíe de sentido.

Esta diferencia no es menor. Pretender una única forma de capacitación desconoce las condiciones reales en las que se ejerce la enfermería asistencial. Mientras algunos profesionales necesitan consolidar saberes, otros requieren espacios que les permitan resignificar su práctica, actualizarse y reconectarse con el sentido del cuidado.

Por ello, pensar la capacitación como una forma de resistencia no implica romantizar el esfuerzo individual, sino reconocer que, en determinados contextos, formarse es una manera de no quedar completamente absorbido por un sistema que prioriza la productividad por sobre la calidad del cuidado. Es, en definitiva, una forma de sostener la autonomía profesional y de evitar la naturalización de prácticas deshumanizadas.

Sin embargo, este proceso no puede recaer exclusivamente en el individuo.

La responsabilidad de generar instancias de formación accesibles, pertinentes y contextualizadas también corresponde a las instituciones. De lo contrario, la capacitación corre el riesgo de convertirse en una exigencia más, desconectada de las posibilidades reales de quienes sostienen el sistema de salud.

En este sentido, la formación continua en enfermería asistencial debe ser pensada como un proceso situado, flexible y significativo. No todos los profesionales necesitan lo mismo, ni en el mismo momento. Reconocer estas diferencias no debilita el modelo, sino que lo fortalece, permitiendo construir estrategias de desarrollo más justas, realistas y efectivas.

En definitiva, capacitarse no es solo incorporar conocimientos, sino sostener una forma de ejercer la enfermería que no renuncie al pensamiento, a la reflexión y al sentido del cuidado, aun en contextos adversos.

2.4 El límite de la experiencia: por qué actualizarse es hoy una necesidad y no una opción frente a un modelo que ya no alcanza

Durante décadas, la enfermería asistencial se ha sostenido en la experiencia como uno de sus pilares fundamentales. La práctica cotidiana, el contacto directo con el paciente y la resolución de situaciones complejas han permitido a muchos profesionales construir un saber sólido, profundamente valioso y difícil de reemplazar. La experiencia, sin duda, otorga seguridad, criterio y capacidad de respuesta.

Sin embargo, en el contexto actual, es necesario asumir una realidad que puede resultar incómoda: la experiencia por sí sola ya no alcanza.

Los cambios en los sistemas de salud, la incorporación de nuevas tecnologías, la evolución de los modelos de atención y el avance de enfoques más integrales han modificado profundamente la forma en que se concibe el cuidado. La enfermería ya no se define únicamente por la ejecución técnica, sino por la capacidad de integrar conocimiento, contexto, pensamiento crítico y comprensión social del proceso salud-enfermedad.

En este escenario, sostener prácticas basadas exclusivamente en la experiencia acumulada, sin procesos de actualización, puede generar un desfasaje entre lo que el sistema requiere y lo que efectivamente se brinda. No se trata de cuestionar el recorrido profesional, sino de reconocer que el contexto ha cambiado, y con él, las exigencias del cuidado.

Actualizarse no implica comenzar de nuevo, ni mucho menos invalidar lo aprendido. Implica, por el contrario, potenciar esa experiencia, darle nuevas herramientas y permitir que evolucione. Un profesional con trayectoria que se actualiza no pierde su valor: lo multiplica.

El riesgo aparece cuando la experiencia se transforma en rigidez. Cuando lo aprendido se vuelve incuestionable, cuando se rechazan nuevas prácticas o cuando se minimizan los cambios bajo la idea de que "siempre se hizo así". En esos casos, la experiencia deja de ser una fortaleza para convertirse en un límite.

La enfermería actual exige profesionales capaces de adaptarse, de incorporar nuevas perspectivas y de revisar sus propias prácticas. Esto incluye no solo aspectos técnicos, sino también enfoques vinculados a la comunicación, la humanización del cuidado, la diversidad, la salud colectiva y el uso de herramientas tecnológicas.

Este proceso no debe interpretarse como una exigencia externa, sino como una responsabilidad profesional. Así como se espera que un enfermero actúe con precisión en un procedimiento, también se espera que su práctica esté alineada con los conocimientos y enfoques actuales.

La falta de actualización profesional en enfermería no siempre se manifiesta de forma inmediata, pero sus efectos se evidencian progresivamente en la práctica cotidiana, impactando tanto en el desempeño individual como en la calidad del cuidado brindado.

Una de las principales consecuencias es la dificultad para adaptarse a los cambios en los modelos de atención. La evolución hacia enfoques más integrales y centrados en la persona exige profesionales capaces de comprender el cuidado más allá de lo técnico. Sin actualización, existe el riesgo de sostener prácticas fragmentadas que no logran responder a la complejidad actual del proceso salud-enfermedad.

A esto se suma la brecha en el manejo de nuevas tecnologías. La creciente digitalización de los sistemas de salud, junto con la incorporación de herramientas innovadoras, requiere competencias específicas que no se adquieren únicamente a través de la experiencia. La falta de estas habilidades puede generar inseguridad, dependencia de otros profesionales y una disminución en la autonomía.

Otra desventaja significativa es la rigidez en la toma de decisiones. Cuando el conocimiento no se renueva, las intervenciones tienden a basarse en hábitos o en experiencias pasadas que pueden no estar alineadas con la evidencia actual. Esto limita la capacidad de análisis crítico y reduce la adaptabilidad frente a situaciones nuevas o complejas.

En el trabajo en equipo, la falta de actualización también puede generar dificultades. La enfermería actual se desarrolla en entornos interdisciplinarios donde el intercambio de conocimientos es constante. No acompañar estos cambios puede producir desajustes en la comunicación, afectar la integración y generar distancias con otros profesionales.

No actualizarse implica el riesgo de quedar al margen de la evolución de la profesión. Los nuevos enfoques vinculados a la humanización del cuidado, la diversidad, la salud colectiva y los derechos de los pacientes requieren una revisión permanente de las prácticas. Al margen de estos procesos limita el crecimiento profesional y debilita el rol de la enfermería dentro del sistema de salud.

Al mismo tiempo, es importante destacar que la actualización no es un camino individual aislado. Las instituciones tienen un rol central en facilitar estos procesos, generando espacios de formación accesibles, pertinentes y sostenidos en el tiempo. Sin este acompañamiento, la exigencia de actualización puede convertirse en una carga injusta.

Sin embargo, incluso en contextos adversos, la decisión de actualizarse sigue siendo un acto profesional. Es una forma de no quedar detenido en un modelo que ya no responde a las necesidades actuales. Es, en definitiva, una manera de seguir siendo parte activa de una enfermería que cambia, evoluciona y se redefine constantemente.

La experiencia sigue siendo imprescindible. Pero hoy, más que nunca, necesita dialogar con el presente.

2.5 La necesidad de nuevas especializaciones en lesiones relacionadas con la dependencia

En el contexto de la enfermería asistencial moderna, los profesionales se enfrentan a un desafío creciente: **prevenir y tratar lesiones asociadas a la dependencia**, como úlceras por presión, lesiones por fricción o cizalla, lesiones por dispositivos sanitarios y complicaciones derivadas de la inmovilización prolongada. Estas lesiones no solo afectan la **calidad de vida del paciente**, sino que representan un **evento adverso prevenible** que impacta en la seguridad clínica, los costos del sistema de salud y la reputación institucional.

A pesar de la evidencia disponible, existe una **deuda histórica en la formación continua de los enfermeros**, que muchas veces no reciben actualización sistemática ni acceso a recursos educativos específicos sobre lesiones relacionadas con la dependencia. Esta brecha formativa se traduce en:

- **Incremento del riesgo de eventos adversos** por detección tardía o manejo inadecuado de las lesiones.
- **Carga asistencial adicional**, ya que la atención reactiva requiere más tiempo, insumos y supervisión.
- **Desigualdad en la práctica clínica**, con variabilidad en los cuidados entre profesionales y unidades.
- **Desmotivación del personal**, que percibe que no cuenta con apoyo ni reconocimiento por desarrollar competencias especializadas.

Para abordar estos desafíos, es imprescindible **crear puestos específicos dentro de la estructura hospitalaria**, dedicados a la prevención y manejo de lesiones relacionadas con la dependencia. Estos roles, que podrían denominarse **Referentes o Especialistas en**

Lesiones por Dependencia, tendrían funciones clave:

1. **Acompañamiento y mentoría continua** del personal de reciente ingreso, asegurando que las prácticas clínicas se alineen con protocolos basados en evidencia.

2. **Supervisión y evaluación** de la aplicación de medidas preventivas y tratamientos estandarizados, promoviendo la seguridad del paciente.

3. **Capacitación permanente** del equipo, incluyendo talleres prácticos, simulaciones clínicas y actualización sobre nuevas técnicas o tecnologías.

4. **Investigación y mejora continua**, registrando datos sobre la incidencia de lesiones, evaluando la efectividad de intervenciones y proponiendo ajustes estratégicos.

5. **Articulación interdisciplinaria**, coordinando con médicos, fisioterapeutas y nutricionistas para garantizar un enfoque integral del paciente dependiente.

La institucionalización de estos puestos no solo **reduce la ocurrencia de eventos adversos**, sino que también genera **beneficios organizativos y estratégicos**, como la estandarización de cuidados, la formación de líderes internos y la construcción de una cultura de seguridad y excelencia en enfermería.

En conclusión, la enfermería enfrenta una **deuda ética y profesional**: garantizar que todos los profesionales cuenten con la formación y el acompañamiento necesario para prevenir lesiones relacionadas con la dependencia. Crear puestos especializados y figuras de referencia y mentoría no es un lujo, sino **una necesidad estratégica**, que asegura cuidado seguro, aprendizaje continuo y desarrollo profesional dentro del hospital.

CAPÍTULO 3:

UNA ENFERMERÍA CON MIRADA DOCENTE

La enfermería contemporánea ya no se limita únicamente al cuidado directo del paciente; su rol se expande hacia la formación, la investigación y la innovación educativa. La mirada docente implica que la práctica clínica se convierte en un espacio de aprendizaje continuo, donde la transmisión de conocimientos y habilidades se integra con la experiencia profesional.

En este marco, la simulación clínica emerge como un paradigma clave. No se trata solo de entrenar técnicas, sino de crear escenarios que reproduzcan la complejidad real de la atención sanitaria, incluyendo aspectos técnicos, humanos y éticos. La simulación permite practicar, equivocarse y aprender sin poner en riesgo al paciente, fomentando el pensamiento crítico, la toma de decisiones y la comunicación interprofesional.

Sin embargo, incorporar la simulación clínica plantea desafíos significativos:

- Recursos y tecnología: disponer de laboratorios, maniquíes avanzados, software y entornos virtuales adecuados.
- Capacitación docente: los profesionales deben formarse no solo como enfermeros, sino como instructores capaces de diseñar y evaluar experiencias de aprendizaje.
- Evaluación y estandarización: garantizar que los aprendizajes sean medibles y transferibles a la práctica real.
- Cambio cultural: superar la resistencia de quienes consideran que la enseñanza tradicional "en el paciente real" es suficiente.

Superar estos desafíos requiere una visión estratégica que vincule educación, práctica y política sanitaria, fomentando una enfermería que no solo cuide, sino que enseñe, investigue y evolucione con las necesidades del sistema de salud. La simulación clínica, entonces, no es un lujo tecnológico, sino una herramienta esencial para formar profesionales competentes, seguros y capaces de adaptarse a contextos cambiantes y complejos.

3.1 Rol del Referente y Mentor: construyendo continuidad y guía profesional en áreas de Enfermería

En el marco de una enfermería con mirada docente, el acompañamiento del personal recién ingresado y la consolidación de equipos competentes requieren estructuras formales de carrera dentro del hospital. En este sentido, la creación de figuras como Referentes y Mentores competentes, se presenta como una estrategia fundamental.

El Referente es un profesional con experiencia y formación, cuya función no solo se limita a la atención directa del paciente, sino que incluye ser un guía permanente para colegas y equipos, asegurando que las prácticas se alineen con los estándares de calidad, protocolos institucionales y buenas prácticas clínicas.

El Mentor, por su parte, tiene un enfoque más directo en la formación de nuevos ingresos, ofreciendo acompañamiento continuo, orientación y retroalimentación. Su rol es actuar como una "brújula profesional": permite que el personal recién incorporado se integre de manera más segura, eficiente y confiada, reduciendo errores, fortaleciendo habilidades y fomentando la autonomía progresiva.

La implementación de estas figuras de carrera dentro de los hospitales ofrece múltiples beneficios estratégicos:

- Continuidad del conocimiento: evita que la experiencia se pierda con rotaciones o retiros, garantizando que los aprendizajes se transmitan de manera sistemática.
- Integración de nuevos profesionales: acelera la adaptación del personal recién ingresado, disminuye la incertidumbre y mejora la retención laboral.
- Fortalecimiento del equipo: promueve una cultura de colaboración, aprendizaje y responsabilidad compartida.
- Desarrollo profesional: quienes aspiran a estos puestos encuentran un camino de crecimiento interno, lo que incentiva la excelencia y el compromiso institucional.

En resumen, los Referentes y Mentores no solo cumplen un rol pedagógico, sino que son pilares estratégicos para la mejora continua de la práctica clínica, fomentando una enfermería más organizada, segura y capaz de formar profesionales competentes. La institucionalización de estas figuras representa una inversión en capital humano y en calidad asistencial, indispensable en hospitales que buscan avanzar hacia modelos de cuidado modernos y sostenibles.

3.2 Enfermera Educadora: la formación como trampolín hacia el Cambio

La enfermería contemporánea ha trascendido la mera atención del paciente, incorporando un rol educativo y transformador que impacta tanto en el desarrollo profesional como en la mejora de los sistemas de salud. En este contexto, la figura de la enfermera educadora se posiciona como un agente de cambio estratégico, cuya función principal no es solo transmitir conocimientos, sino fomentar la actualización, la reflexión crítica y la innovación en la práctica clínica.

La formación continua constituye el eje central de esta transformación. No se trata únicamente de cumplir con requisitos académicos o regulatorios, sino de desarrollar competencias técnicas, cognitivas y socioemocionales que permitan al profesional enfrentar contextos complejos y cambiantes. Cada curso, taller o programa de actualización funciona como un trampolín: eleva la capacidad del profesional para aplicar nuevas técnicas, tomar decisiones fundamentadas y liderar cambios dentro de su entorno laboral. Además, la formación continua genera un efecto multiplicador en el entorno de salud.

El profesional actualizado influye en sus colegas y equipos, promoviendo mejores prácticas, estandarización de procedimientos y adopción de innovaciones. Esto se traduce en mejor atención, reducción de errores y fortalecimiento de la seguridad del paciente. En este sentido, la enfermera educadora no solo crece profesionalmente, sino que impacta directamente en la calidad y cultura organizacional.

Otro aspecto relevante es que la formación constante fomenta la capacidad de mentoría y liderazgo pedagógico. Los profesionales que se actualizan regularmente se convierten en referentes y guías para colegas de menor experiencia, asegurando que el aprendizaje sea continuo y sostenido. De esta manera, la enfermera educadora se transforma en un agente de cambio sistémico, cuya influencia trasciende la atención individual y contribuye a la formación de un equipo más competente y seguro. En suma, la formación continua en enfermería no es un accesorio, sino una herramienta esencial que activa cambios profundos: potencia la práctica profesional, fortalece la calidad asistencial y permite que los equipos de salud evolucionen hacia estándares más altos. La enfermera educadora, al poner el conocimiento en acción, demuestra que el aprendizaje constante es, en sí mismo, un motor de transformación profesional y organizacional.

La progresión de formación en enfermería puede conceptualizarse como una estructura escalonada de desarrollo profesional y académico, donde cada nivel representa un incremento en competencias, autonomía y capacidad de influencia en el sistema de salud.

En la base de esta estructura se encuentran los Auxiliares de Enfermería, quienes desempeñan un rol esencial en la atención directa al paciente, con competencias técnicas básicas y operativas. Su función es fundamental para el cuidado cotidiano, aunque requiere supervisión y orientación continua por parte de profesionales más avanzados.

El siguiente nivel corresponde al Enfermero Profesional y a quienes cursan la Licenciatura en Enfermería. Aquí se evidencia la transición hacia una formación universitaria formal, donde el profesional adquiere habilidades de razonamiento clínico, toma de decisiones fundamentadas y competencias teórico-prácticas que permiten asumir responsabilidades más complejas dentro del equipo de salud. Este nivel también marca el inicio de la capacidad para orientar a colegas y formar parte de procesos educativos internos.

A continuación, se encuentran las Especialidades, que representan la profundización en áreas específicas de práctica, tales como cuidado crítico, geriatría, pediatría o manejo avanzado de heridas. Este nivel permite al profesional desarrollar autonomía clínica, liderazgo dentro del equipo y rol docente en la formación de nuevos profesionales, consolidándose como un referente en su área de especialización.

En un nivel superior se sitúan las Maestrías, que aportan competencias avanzadas en gestión, investigación ó docencia, habilitando al profesional para liderar proyectos de innovación, implementar protocolos estandarizados y contribuir a la mejora continua de la calidad asistencial. La formación en este nivel prepara al enfermero para asumir responsabilidades estratégicas dentro de la institución y del sistema de salud. Finalmente, en la cúspide se encuentra el Doctorado en Ciencias de la Salud o similares, que representa el máximo desarrollo académico y profesional. Los profesionales en este nivel se enfocan en generar conocimiento, investigar procesos complejos y promover transformaciones sistémicas en la práctica y en la política de cuidado. Son los agentes de cambio capaces de consolidar la cultura de seguridad del paciente, implementar programas de mentoría y orientar la formación de generaciones futuras de enfermeros.

En conjunto, esta progresión refleja que la enfermería es un proceso acumulativo de aprendizaje, donde cada etapa se construye sobre la anterior y la formación continua actúa como un trampolín que impulsa tanto al profesional como al entorno de salud. Desde la práctica básica hasta la investigación avanzada, cada nivel fortalece competencias, fomenta liderazgo y contribuye a transformar la atención sanitaria hacia estándares más seguros, eficientes y sostenibles.

Figura 2: **La Formación como Trampolín hacia el Cambio**

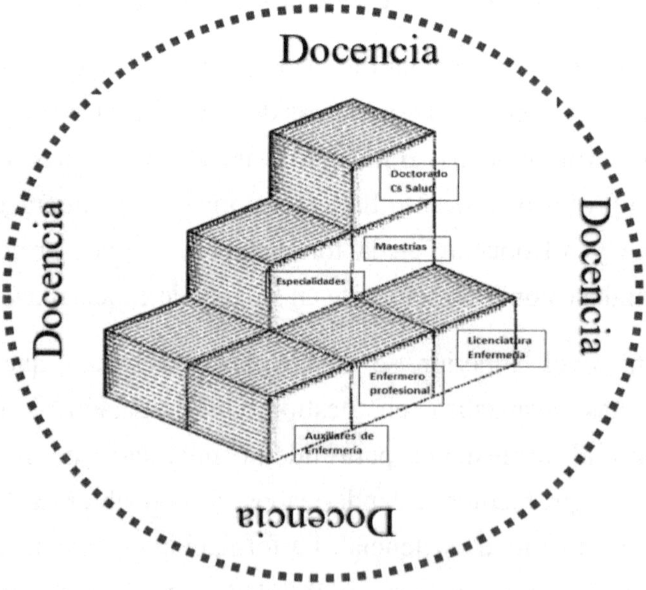

Fuente: elaboración propia basado en datos

3.3 Enfermería post-pandemia y su transformación hacia la Salud Colectiva

El gráfico que acompaña este análisis sintetiza visualmente un proceso de transformación profunda en la enfermería, evidenciado durante la pandemia de COVID-19 y proyectado hacia un futuro orientado a la salud colectiva. Este modelo conceptual se estructura en tres momentos: **post-pandemia, realidad actual y realidad futura**, reflejando el tránsito de la práctica tradicional hacia una enfermería más estratégica, interdisciplinaria y centrada en la comunidad.

3.4 Post-pandemia: el quiebre revelador

La pandemia de COVID-19 funcionó como un **quiebre disruptivo** que expuso las limitaciones históricas del sistema de salud y la vulnerabilidad del personal de enfermería. Durante este período se observaron problemas críticos, entre ellos:

- Escasez de recursos humanos y materiales.
- Sobrecarga de trabajo y desgaste físico y emocional del personal.
- Falta de protocolos estandarizados para situaciones críticas.
- Limitada visibilidad del rol de enfermería dentro del sistema sanitario.

Sin embargo, la crisis también evidenció fortalezas fundamentales: la capacidad de adaptación, resiliencia y aprendizaje práctico frente a escenarios complejos. Se consolidaron competencias que van más allá de la atención clínica, incluyendo la gestión de recursos, la comunicación en crisis y la innovación en procesos asistenciales. La pandemia demostró que la enfermería no solo es ejecutora de cuidados, sino **pilar del funcionamiento del sistema de salud**, capaz de mantener la continuidad asistencial frente a contingencias extremas.

3.5 Realidad actual: integración y complejidad

El segundo círculo del esquema visual representa la **realidad presente de la enfermería**, un espacio de transición en el que la práctica clínica convive con nuevas demandas profesionales y sociales. La enfermería actual ya no puede concebirse únicamente como un conjunto de competencias técnicas: se requiere integración con políticas de salud, gestión de equipos y educación continua. Las características de esta etapa incluyen:

- **Incremento en la complejidad del cuidado:** los profesionales manejan pacientes con comorbilidades múltiples, tratamientos avanzados y tecnologías complejas.

- **Rol docente y de mentoría:** los enfermeros capacitan y supervisan a nuevos colegas, transfiriendo conocimientos críticos y promoviendo la seguridad del paciente.

- **Liderazgo y toma de decisiones:** se espera que los profesionales influyan en protocolos, coordinen equipos y participen activamente en la planificación asistencial.

- **Gestión de calidad y seguridad:** el enfoque ya no está solo en la atención individual, sino en garantizar procesos seguros y estandarizados a nivel institucional.

En este contexto, la formación continua se consolida como **trampolín profesional**, permitiendo que cada nivel de desarrollo desde auxiliares hasta enfermeros especializados o con maestrías y su aporte al fortalecimiento del equipo y a la mejora de los resultados asistenciales.

3.6 Realidad futura: salud colectiva y transformación sistémica

El tercer círculo proyecta una **realidad futura de la enfermería**, orientada hacia la salud colectiva y la transformación del sistema de cuidados. Esta visión reconoce que el profesional no solo atiende a pacientes individuales, sino que participa activamente en el diseño, implementación y evaluación de políticas sanitarias. Las características de esta etapa son:

- **Enfoque estratégico:** la enfermería influye en decisiones organizacionales y en políticas de salud a nivel comunitario y regional.
- **Investigación y generación de conocimiento:** los profesionales contribuyen con evidencia científica para innovar prácticas clínicas y educativas.
- **Mentoría y desarrollo profesional:** consolidan la formación de nuevas generaciones, asegurando continuidad y sostenibilidad de competencias avanzadas.
- **Promoción de la salud colectiva:** el cuidado trasciende lo individual para prevenir enfermedades, fomentar hábitos saludables y reducir inequidades sanitarias.

Esta proyección refleja un modelo en el que la enfermería se consolida como **agente de cambio sistémico**, capaz de implementar innovaciones que impacten en la calidad, seguridad y sostenibilidad del sistema de salud.

3.7 Integración con la progresión de formación profesional

El esquema visual puede entenderse también desde la perspectiva de la **progresión académica y profesional en enfermería**. Cada nivel de formación —desde auxiliares hasta doctorados— aporta a esta transición:

- Los **auxiliares** fortalecen la base de atención directa y operativa.
- Los **enfermeros profesionales** integran razonamiento clínico y toma de decisiones.

- Las **especialidades** consolidan autonomía, liderazgo y docencia en áreas críticas.
- Las **maestrías** potencian gestión, investigación y proyectos de innovación.
- Los **doctorados** lideran cambios sistémicos y promueven la salud colectiva.

Así, la formación continua actúa como **eje transicional**, uniendo la práctica diaria con el liderazgo estratégico y la capacidad de transformar la realidad del sistema de salud, desde la post-pandemia hasta la construcción de un futuro sostenible.

El gráfico y su interpretación evidencian que la pandemia de COVID-19 fue un **catalizador de cambio**, exponiendo brechas y oportunidades para la enfermería. La progresión de la práctica actual hacia un modelo centrado en la salud colectiva requiere:

- Adaptación de competencias técnicas y estratégicas.
- Formación continua y actualización profesional constante.
- Liderazgo activo en gestión, educación e investigación.
- Participación en políticas de salud que trasciendan la atención individual.

En conjunto, este análisis refuerza la idea de que la enfermería moderna es **una disciplina dinámica, transformadora y esencial** para un sistema de salud resiliente, seguro y equitativo.

Figura 3: Eje transicional

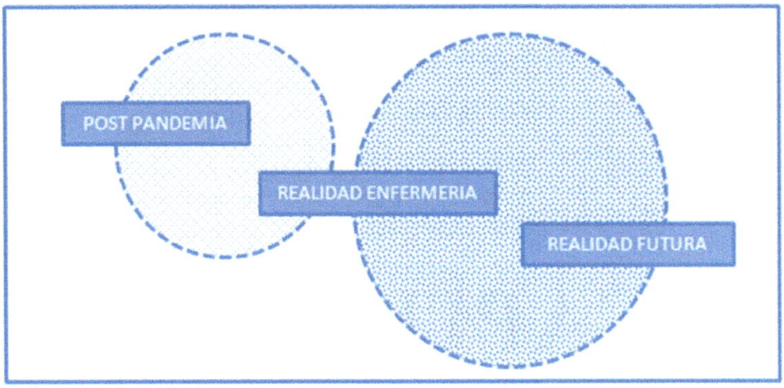

Fuente: elaboración propia

CAPÍTULO 4:

Una enfermería investigadora: transformando la práctica con ciencia.

4.1Enfermería con enfoque académico: La investigación y producción científica en la práctica profesional y la inteligencia artificial

El crecimiento de la tecnología se puede observar de diferentes maneras diariamente con el uso de la inteligencia artificial (IA). Este tipo de tecnología nos permite contribuir al cambio en diversos ámbitos sociales.

En el sector sanitario incide directamente en la prescripción de tratamientos, diagnóstico e investigación de enfermería, así como en la gestión y administración de la información. Al implementar el uso de esta herramienta para investigar y detectar patrones de riesgo, nos permite evidenciar los abordajes necesarios para evitar complicaciones en nuestros usuarios-pacientes.

El uso de la inteligencia artificial (IA) en enfermería ha comenzado a transformar la práctica y la atención al paciente, mejorando la eficiencia, precisión y calidad de los cuidados. A continuación, se destacan algunas de las aplicaciones más relevantes de la IA en este campo:

1. Monitoreo y predicción de la salud

Monitoreo remoto de pacientes: Los dispositivos de monitoreo conectados a IA pueden vigilar de forma continua las constantes vitales de los pacientes (como la presión arterial, el ritmo cardíaco o el nivel de oxígeno) y alertar a los enfermeros en caso de que haya signos de deterioro.

Predicción de eventos adversos: Los algoritmos de IA pueden predecir complicaciones de salud, como infecciones, caídas o crisis respiratorias, basándose en datos históricos de los pacientes. Esto permite a los profesionales de enfermería intervenir preventivamente.

2. Automatización de tareas administrativas

La IA puede ayudar a reducir la carga administrativa de las enfermeras mediante la automatización de tareas repetitivas, como la gestión de registros electrónicos de salud, la programación de citas y el manejo de inventarios de medicamentos. Esto les permite dedicar más tiempo al cuidado directo del paciente.

3. Soporte en la toma de decisiones clínicas

Sistemas de apoyo a la decisión clínica: Estos sistemas, impulsados por IA, pueden ayudar a las enfermeras a tomar decisiones informadas sobre los planes de cuidado, basándose en análisis de grandes cantidades de datos y evidencia científica.

4. Asistencia en la educación y formación

La inteligencia artificial se utiliza en la creación de simuladores virtuales que permiten a las enfermeras practicar procedimientos en un entorno seguro antes de realizarlos en pacientes reales. Esto contribuye a una mejor capacitación y reducción de errores.

Asistentes virtuales: Herramientas de IA como chatbots pueden proporcionar educación continua a las enfermeras, recordatorios sobre mejores prácticas y actualización sobre protocolos y procedimientos médicos.

5. Mejoramiento en la gestión de la salud mental

Análisis de emociones y estados mentales: Algunos sistemas basados en IA son capaces de analizar el tono de voz, las expresiones faciales o incluso las interacciones de los pacientes para evaluar su estado emocional. Esto es útil para detectar signos tempranos de depresión, ansiedad u otros trastornos mentales.

Interacción con pacientes: Los chatbots y asistentes virtuales pueden interactuar con pacientes para ofrecer apoyo psicológico básico, proporcionando recursos, ofreciendo consejos o dirigiéndolos a la atención adecuada.

6. Robots de asistencia

Robots de apoyo físico: La IA también se aplica en robots diseñados para asistir a los pacientes con movilidad reducida, ayudándoles a levantarse, moverse o realizar ejercicios de rehabilitación.

Robots para distribución de medicamentos: Algunos hospitales están usando robots impulsados por IA para distribuir medicamentos de forma más precisa y rápida, lo que mejora la eficiencia del personal de enfermería.

7. Telemedicina y consultas virtuales

La IA puede facilitar las consultas a distancia mediante el análisis de datos en tiempo real, lo que permite a las enfermeras y médicos hacer recomendaciones basadas en la información que reciben de los dispositivos conectados al paciente.

8. Personalización del cuidado

Los sistemas de IA pueden analizar la información genética, historial médico y otros factores personales de cada paciente para recomendar tratamientos más específicos y personalizados. Esto mejora la eficacia del cuidado y los resultados en salud.

Desafíos y Consideraciones Éticas:

Seguridad y privacidad: El manejo adecuado de los datos de los pacientes es crucial, ya que la IA depende de grandes volúmenes de información personal. La protección de la privacidad es una prioridad en el uso de estas tecnologías.

Falta de capacitación: El personal de enfermería necesita formación para adaptarse a las nuevas tecnologías, lo que puede requerir una inversión significativa en educación continua.

Deshumanización de la atención: Algunos temen que el uso excesivo de IA pueda reducir la interacción humana en la atención, un aspecto crucial en la práctica de la enfermería.

4.2Llamado a la incorporación de inteligencia artificial en consultorios de enfermería

Se propone el uso de herramientas de IA en consultorios de Salud teniendo en cuenta que no tiene complicaciones referidas a confidencialidad ya que solamente utilizamos iniciales sin profundizar en datos sensibles. Existen múltiples programas, pero por los entornos donde podemos desarrollarnos y el acceso a internet suele ser limitado puedo sugerir programas o complementos tales como: Programas “Python o Google Colab” en los cuales se pueden establecer la carga de datos en Microsoft Excel de cada paciente, permitiendo de esta manera estratificar los riesgos.

Esto permite crear una nueva figura: el papel de enfermera en vigilancia y monitoreo remoto esto implica el análisis de pacientes con citas previas en consultorio con la finalidad de detecciones y controles

El papel de la enfermera en vigilancia y monitoreo remoto es una figura emergente que juega un rol clave en la gestión de pacientes, especialmente en el contexto de la atención a distancia o en pacientes con enfermedades crónicas. Este enfoque implica el uso de tecnología para supervisar y analizar el estado de salud de los pacientes fuera del entorno hospitalario o clínico, asegurando que se mantengan dentro de parámetros saludables hasta su próxima cita.

4.3Funciones de la enfermera en vigilancia y monitoreo remoto:

Análisis de datos remotos: La enfermera monitoreadora o vigilancia es responsable de interpretar los datos obtenidos de dispositivos médicos conectados, como monitores de signos vitales, glucómetros, tensiómetros, entre otros. Estos dispositivos envían datos en tiempo real, que la enfermera analiza para identificar cualquier cambio o señal de alerta.

Detección temprana de complicaciones: Con base en los datos obtenidos, la enfermera puede identificar patrones que indiquen posibles complicaciones antes de que se conviertan en emergencias, permitiendo una intervención temprana. Esto es especialmente relevante en pacientes con enfermedades crónicas como diabetes, hipertensión o insuficiencia renal.

Control y seguimiento de tratamientos: El monitoreo remoto también permite a la enfermera asegurarse de que los pacientes estén siguiendo adecuadamente los planes de tratamiento prescritos, ya sea en cuanto a medicación, cambios en el estilo de vida o intervenciones específicas. Si se detecta algún incumplimiento o irregularidad, la enfermera puede tomar medidas para corregirlo.

Evaluación de parámetros clínicos: Además de recibir alertas sobre signos vitales anormales, la enfermera realiza una evaluación continua de estos parámetros. Esto incluye observar la tendencia de los datos a lo largo del tiempo, lo que permite realizar ajustes en la atención o derivar a los pacientes a otros especialistas si es necesario.

Asesoramiento y educación al paciente: La enfermera desempeña un papel educativo crucial. A través del monitoreo remoto, puede brindar orientación al paciente sobre cómo utilizar los dispositivos de salud, cómo interpretar ciertos resultados y cómo mejorar su adherencia al tratamiento o los cambios en su estilo de vida. Esta interacción también puede implicar aclarar dudas y ofrecer apoyo emocional.

Coordinación con otros profesionales de salud: En muchos casos, la enfermera en vigilancia remota trabaja en conjunto con médicos, nutricionistas u otros especialistas, mediante la recopilación y transmisión de los datos necesarios para que el equipo médico ajuste los tratamientos o intervenciones según la evolución del paciente.

Seguimiento postconsulta: Tras una cita previa en el consultorio, la enfermera realiza el seguimiento del paciente para garantizar que las indicaciones médicas y de enfermería se estén cumpliendo. Esto se puede hacer mediante interacciones telefónicas, videollamadas o análisis de los datos obtenidos a través de los dispositivos conectados.

Beneficios de este modelo de atención:

Prevención de emergencias: El monitoreo remoto ayuda a identificar problemas de salud de forma anticipada, lo que reduce el riesgo de hospitalizaciones de emergencia.

Mejora en la adherencia al tratamiento: Al ofrecer un seguimiento continuo, los pacientes son más propensos a seguir las recomendaciones médicas y de enfermería , ya que tienen un apoyo constante.

Mayor accesibilidad a la atención: Pacientes en áreas rurales o con movilidad reducida pueden recibir atención constante sin necesidad de desplazarse a un centro de salud.

Reducción de costos: Al evitar complicaciones graves y hospitalizaciones, el monitoreo remoto puede reducir los costos asociados con la atención en salud.

Personalización de la atención: La enfermera monitoreadora puede adaptar las recomendaciones y el seguimiento según las necesidades específicas del paciente, brindando atención más personalizada y efectiva.

Desafíos del monitoreo remoto en enfermería:

<u>Seguridad y privacidad de los datos</u>: El manejo adecuado de los datos de salud es crucial, y se deben garantizar protocolos de seguridad para proteger la información personal del paciente.

<u>Limitación de la tecnología</u>: No todos los pacientes tienen acceso a las tecnologías necesarias para el monitoreo remoto, lo que puede crear barreras en el acceso a este tipo de atención.

<u>Falta de capacitación</u>: Es fundamental que las enfermeras cuenten con formación específica sobre el uso de las tecnologías de monitoreo remoto, para garantizar que los datos sean interpretados correctamente y que se tomen decisiones adecuadas.

CAPITULO 5:

APORTES PARA ENFERMERIA

Este capítulo especial sintetiza la experiencia clínica, comunitaria y educativa observada en mi desarrollo profesional en enfermería. Más que un simple registro de situaciones, se presenta como un análisis reflexivo de los hallazgos y aprendizajes derivados de distintos escenarios, desde la atención directa de pacientes críticos hasta la promoción de salud en la comunidad.

A través de la sistematización de casos clínicos, intervenciones educativas y estrategias de salud comunitaria, se identifican patrones, desafíos y oportunidades que permiten construir conocimiento aplicable a la disciplina. Cada eje de este capítulo refleja cómo la enfermería:

- Genera conocimiento de manera oportuna, fundamentada y segura ante diversas situaciones.
- Aplica protocolos y evidencia actualizada para garantizar calidad y seguridad en el cuidado.
- Contribuye a la prevención, educación y promoción de la salud, ampliando su alcance más allá de lo hospitalario.
- Desarrolla reflexión crítica y liderazgo profesional, generando aportes concretos para la mejora de la práctica.

En resumen, este capítulo aborda lo detectado en distintas situaciones, mostrando cómo cada experiencia asistencial, comunitaria o educativa permite identificar aportes específicos de enfermería que fortalecen la disciplina, consolidan la autonomía profesional y promueven una atención más humana, segura y basada en evidencia.

Eje 1. Aportes de Enfermería en: liderazgo, motivación y gestión del equipo de Enfermería

1. Motivación en el equipo de enfermería

La motivación profesional es un factor determinante para la calidad de la atención y la cohesión del equipo. Mis investigaciones han analizado cómo el reconocimiento, el liderazgo positivo y el clima laboral influyen en la motivación de los profesionales de enfermería. A través de encuestas, entrevistas y observación de entornos clínicos, se identificaron que equipos con líderes que ofrecen retroalimentación constructiva, oportunidades de desarrollo y valoración del desempeño, presentan mayor compromiso, menor rotación y mejores indicadores de calidad en la atención al paciente.

Hallazgos clave:

- La motivación aumenta cuando el personal percibe que sus aportes son reconocidos.
- Un clima laboral positivo fomenta la comunicación, la colaboración y la resiliencia frente a situaciones críticas.
- Equipos motivados muestran una mayor disposición a participar en procesos de investigación aplicada y mejora de protocolos clínicos.

2. Impacto del liderazgo negativo: ¿Por qué un mal supervisor puede afectar tu desempeño?

Otra línea de investigación se centró en analizar cómo el estilo del supervisor influye en el rendimiento colectivo. Se observaron casos donde liderazgo autoritario o ausente generaba desmotivación, conflictos internos y aumento de errores en la atención. Contrariamente, un liderazgo participativo y orientado al desarrollo potencia la capacidad de resolución de problemas y fortalece la autonomía profesional.

Conclusión: la supervisión no es solo control administrativo, sino un componente estratégico que impacta directamente en la calidad del cuidado y la satisfacción laboral.

3. Relato de experiencia: liderazgo e investigación aplicada

Una experiencia concreta de liderazgo en un servicio de alta complejidad durante el desarrollo de licenciatura me permitió integrar investigación y gestión clínica. Implementé un proyecto de evaluación de prácticas de cuidado y protocolos de enfermería, fomentando que los miembros del equipo registraran, analizaran y propusieran mejoras basadas en evidencia.

Resultados:

- Optimización de procesos en el manejo de pacientes críticos.
- Desarrollo de competencias investigativas en el equipo.
- Incremento del compromiso del personal con la mejora continua y el cuidado humanizado.

4. Evaluación de la gestión de calidad bajo normativas internacionales y evolución del liderazgo enfermero frente a cambios geopolíticos sanitarios en Enfermería laboral

Otra investigación abordó la aplicación de estándares internacionales de calidad en salud, evaluando cómo los equipos de enfermería responden a cambios geopolíticos y sanitarios. Se analizaron indicadores de desempeño, protocolos de seguridad y la integración de guías clínicas internacionales.

Aportes:

- Identificación de brechas en la implementación de normas de calidad.
- Propuestas de adaptación contextualizadas al entorno local y las necesidades de los pacientes.

- Desarrollo de liderazgo enfermero que combina autonomía, ética profesional y gestión basada en evidencia.

5. Respuesta al liderazgo de en enfermería frente a cambios geopolíticos

Se analizaron competencias de liderazgo, autonomía profesional y capacidad de adaptación en entornos de alta presión.

Conclusiones:

- El liderazgo de alcance pleno permite mayor integración de la enfermería en decisiones organizacionales y políticas sanitarias.
- La combinación de autonomía profesional y trabajo en equipo fortalece la práctica clínica, la satisfacción laboral y el desarrollo de la disciplina como ciencia aplicada.

Estos estudios y experiencias demuestran que la motivación, la supervisión eficaz y el liderazgo profesional son ejes fundamentales para el desarrollo de la enfermería moderna. La investigación aplicada y la reflexión sistemática sobre la práctica diaria permiten consolidar conocimientos, mejorar procesos y generar evidencia que fortalezca la profesión y el cuidado centrado en el paciente.

Eje 2: Aportes de Enfermería en Salud mental, comunicación y relaciones humanas

La salud mental es un componente esencial tanto para los pacientes como para los profesionales de enfermería. Durante mi práctica asistencial, observé que los factores emocionales, la comunicación efectiva y las relaciones humanas son determinantes en la calidad del cuidado y en la prevención de situaciones críticas. Este eje refleja mis experiencias y reflexiones, con un enfoque en estrategias de prevención, acompañamiento y fortalecimiento de competencias socioemocionales.

1. Prevención del suicidio: entre el tabú y la necesidad de compromiso

La problemática del suicidio sigue siendo un desafío complejo en Argentina, marcado por estigmas, falta de información y ausencia de políticas públicas integrales. En la práctica asistencial, observé la importancia de reconocer señales de alerta, así como la necesidad de estrategias institucionales que permitan intervenciones oportunas y seguras. La prevención requiere un enfoque multidisciplinario que combine acompañamiento profesional, educación comunitaria y fortalecimiento de redes de apoyo.

2. La comunicación en la familia como factor preventivo en adolescentes

La comunicación familiar juega un rol fundamental en la detección temprana de riesgos y en la prevención del suicidio. Durante mi experiencia, la observación de dinámicas familiares, la escucha activa y la intervención educativa permitieron identificar necesidades no verbales y generar espacios de diálogo que fortalecen la contención emocional de los adolescentes. La promoción de la comunicación efectiva en el hogar se revela como una estrategia preventiva clave, complementaria al trabajo profesional en los servicios de salud.

3. Talleres de manejo de emociones, toma de decisiones y empatía

Para fortalecer las habilidades socioemocionales de los equipos de salud, propuse y participé en talleres orientados a:

- La gestión y regulación de emociones propias y ajenas.
- La toma de decisiones en contextos de alta presión.
- El desarrollo de empatía y comunicación efectiva con pacientes y familiares.

Estas experiencias demostraron que la educación emocional potencia la resiliencia del equipo, mejora la interacción con pacientes y reduce riesgos de desgaste profesional.

4. Acoso laboral y bullyng escolar: reflexiones y estrategias de prevención

Durante la práctica asistencial, identifiqué similitudes entre situaciones de acoso laboral en los equipos de salud y acoso escolar: aislamiento, estrés crónico y afectación emocional. La reflexión sobre estos fenómenos permitió proponer estrategias de prevención, acompañamiento y construcción de espacios seguros, tanto para profesionales como para estudiantes en formación. Fomentar una cultura de respeto, escucha y soporte mutuo es esencial para preservar la salud mental y la integridad emocional de todos los involucrados.

5. ¿Quién cuida a los que cuidan? La salud mental de los profesionales de enfermería, un llamado a la acción

El ejercicio profesional de la enfermería se caracteriza por su intensidad, responsabilidad y demanda emocional constante. Los profesionales deben enfrentar diariamente situaciones críticas, emergencias, toma de decisiones complejas y la gestión de pacientes con necesidades multidimensionales: biológicas, psicológicas, sociales y culturales. Esta exposición continua genera un alto nivel de estrés laboral, que, si no se reconoce y aborda de manera adecuada, puede derivar en fatiga emocional, burnout, ansiedad, depresión y disminución de la calidad del cuidado.

Si bien los profesionales de enfermería desarrollan habilidades excepcionales para trabajar bajo presión, la capacidad de resistencia individual no es suficiente para sostener un desempeño óptimo a lo largo del tiempo. La resiliencia personal debe complementarse con estrategias institucionales de acompañamiento y contención, que incluyan supervisión clínica, espacios de reflexión y apoyo psicológico, programas de mentoría y oportunidades para procesar experiencias emocionales complejas. Reconocer estas necesidades es fundamental, ya que la salud mental de los profesionales no solo impacta en su bienestar individual, sino que tiene repercusiones directas en la seguridad del paciente, la eficiencia del servicio y la sostenibilidad de los sistemas de salud.

El impacto del estrés laboral en enfermería está bien documentado. Estudios recientes señalan que más del 50% de los profesionales de enfermería experimentan síntomas significativos de agotamiento emocional, mientras que un porcentaje importante reporta sensación de despersonalización y disminución del logro profesional. Estos datos subrayan la urgencia de implementar medidas preventivas y de acompañamiento, así como de generar evidencia científica sobre los factores que influyen en la salud mental del personal. La investigación en este campo permite identificar factores de riesgo específicos, diseñar programas de intervención y evaluar su efectividad en distintos contextos hospitalarios, contribuyendo al desarrollo de políticas institucionales basadas en evidencia.

Los espacios de apoyo pueden adoptar diversas modalidades: sesiones individuales con psicólogos clínicos especializados, grupos de apoyo entre pares, talleres de manejo del estrés y de resiliencia, supervisión profesional y programas de bienestar integral. La implementación de estas estrategias ofrece múltiples beneficios: reduce la incidencia de burnout, mejora la satisfacción laboral, fortalece el trabajo en equipo y promueve un cuidado más seguro y humanizado. Además, genera un entorno laboral más positivo, donde los profesionales sienten que sus necesidades emocionales son reconocidas y atendidas, aumentando su compromiso y permanencia en la institución.

Desde la perspectiva investigativa, la monitorización sistemática del bienestar psicológico del personal permite obtener datos valiosos sobre patrones de estrés, condiciones laborales y recursos de afrontamiento eficaces. Esta evidencia puede guiar decisiones estratégicas de gestión, orientar la asignación de recursos y fomentar la innovación en programas de cuidado del personal. Además, aporta al conocimiento científico sobre la relación entre la salud mental del profesional y la calidad del cuidado, estableciendo un puente entre la práctica clínica y la investigación aplicada en enfermería.

El acompañamiento emocional no solo tiene efectos preventivos, sino también restaurativos. Permite que los profesionales procesen experiencias críticas, reflexionen sobre dilemas éticos y emocionales, y desarrollen estrategias para enfrentar situaciones futuras con mayor confianza y seguridad. Reconocer la humanidad de los profesionales y proporcionar herramientas para cuidar su bienestar emocional constituye un acto de justicia laboral y profesional, además de ser un componente esencial de la excelencia en la atención sanitaria.

Finalmente, se hace un llamado a los nosocomios, a los equipos de gestión y a los responsables de políticas de salud: cuidar a quienes cuidan es una prioridad institucional y ética. La salud mental del personal de enfermería debe ser abordada de manera integral, con enfoque preventivo, acompañamiento constante y soporte estructurado, garantizando que el profesional pueda sostener su práctica con bienestar, eficacia y compromiso.

“Sabemos trabajar bajo presión, pero necesitamos acompañamiento.” Esta afirmación resume la urgencia de reconocer, investigar y actuar sobre la salud emocional de quienes sostienen diariamente la atención y el cuidado de los pacientes.

Eje 3: Aportes de Enfermería en práctica avanzada:

El ejercicio profesional en enfermería implica la resolución de situaciones críticas, donde la intervención oportuna y fundamentada determina la recuperación, la seguridad y la experiencia del paciente. Este eje se centra en casos clínicos de mi práctica asistencial, mostrando cómo la aplicación de protocolos, la actualización del conocimiento y la toma de decisiones reflejan aportes concretos al cuidado y al desarrollo de la disciplina.

1. Lesión por extravasación de noradrenalina: abordaje integral

El manejo de extravasaciones de agentes vasoactivos requiere detección temprana, intervención inmediata y seguimiento continuo.

- Aplicación de protocolos de intervención local, dilución y administración de antídotos según evidencia actual.
- Monitoreo continuo de la lesión, documentación precisa y comunicación interdisciplinaria.
- Estrategias de prevención: control de vía venosa central, capacitación del equipo y estandarización de procedimientos.

2. Candida parapsilosis: cuidados en el paciente con anidulafungina intravesical

La intervención enfermera en infecciones oportunistas asegura seguridad, adherencia y efectividad terapéutica:

- Preparación y administración segura del antifúngico intravesical.
- Monitoreo de signos clínicos y respuesta al tratamiento.
- Educación al paciente sobre prevención y seguimiento.

3. Pacientes con quemaduras en guardia de emergencias externa

La atención de urgencias requiere rápida evaluación y aplicación de protocolos de cuidado agudo:

- Control del dolor, protección de la piel y prevención de infecciones.
- Coordinación con otros profesionales y gestión de recursos.

- Educación inicial al paciente y familia sobre cuidados posteriores.

4. Hemorragia postparto: abordaje desde enfermería

La hemorragia postparto es una causa importante de morbimortalidad materna abordajes de enfermería permiten definir que es necesario:

- Monitorización constante de signos vitales, evaluación del sangrado y medidas de soporte hemodinámico.
- Coordinación de alerta temprana, preparación de medicamentos y seguimiento postintervención.
- Rol proactivo y autónomo del enfermero en la prevención de complicaciones graves.

5. Etiopatogenia y prevención de úlceras por presión

La comprensión de factores de riesgo y mecanismos causales permite estrategias preventivas efectivas:

- Evaluación de riesgo y aplicación de escalas estandarizadas.
- Cambios posturales programados, dispositivos de alivio de presión y educación al paciente.
- Registro sistemático y seguimiento de lesiones, contribuyendo a protocolos de calidad.

6. Embriopatías y trombosis placentaria: atención perinatal especializada

La atención de embarazos con diagnóstico de embriopatías o trombosis placentaria requiere por parte de Enfermería:

- Prevención, y seguimiento personalizado

- Educación a la gestante y su familia sobre cuidados, riesgos y expectativas.
- Coordinación con equipos multidisciplinarios para asegurar atención integral y segura.

7. Trisomía 18 – Síndrome de Edwards: acompañamiento familiar y cuidados humanizados

El enfoque enfermero incluye:

- Apoyo emocional y educación a la familia sobre diagnóstico y expectativas.
- Intervención clínica para asegurar confort y bienestar del paciente.
- Coordinación con pediatría y otros especialistas para cuidados integrales.

8. Debut de diabetes mellitus asociado a SARS-CoV-2: el abordaje inicial nos permite:

- Observación de desencadenantes de debut diabético en contexto post-COVID.
- Intervención en educación terapéutica, monitoreo glucémico y seguimiento continuo.
- Integración de protocolos hospitalarios con acompañamiento individualizado.

9. Cambios en la atención de pacientes con stroke por pandemia SARS-CoV-2, permite desarrollar y aportar que requiere:

- Adaptación de protocolos de atención frente a restricciones sanitarias.

- Coordinación interdisciplinaria y ajustes en tiempos de respuesta.
- Evaluación del impacto en la recuperación y seguridad del paciente.

10. Intoxicaciones: intervención clínica y educativa

- Identificación rápida de intoxicaciones y aplicación de medidas de contención y tratamiento.
- Educación a pacientes y familiares sobre prevención y seguridad doméstica.
- Registro de casos y análisis para mejoras en protocolos de atención.

Estos casos clínicos demuestran que la enfermería no solo aplica procedimientos, sino que también genera conocimiento aplicado, desarrolla protocolos, lidera estrategias de prevención y promueve cuidados humanizados. Incluso en los primeros años de práctica asistencial, la experiencia clínica constituye un aporte valioso al desarrollo profesional y a la disciplina, fortaleciendo la calidad del cuidado y la seguridad de los pacientes.

Eje 4: Salud comunitaria, prevención y educación sanitaria

La enfermería contemporánea no se limita al cuidado clínico en hospitales; también tiene un rol fundamental en la prevención, promoción de la salud y educación sanitaria en la comunidad. Durante mi práctica, observé que la intervención enfermera en entornos comunitarios y laborales permite identificar riesgos, implementar estrategias preventivas y acompañar a poblaciones vulnerables:

1. Abordaje de la hipertensión arterial en población fabril

La hipertensión arterial representa un riesgo significativo para la salud cardiovascular. En un programa de intervención en trabajadores de una empresa fabril:

- Se implementaron estrategias de detección temprana, control periódico y educación en hábitos saludables.
- La enfermería promovió el seguimiento continuo, el registro de presión arterial y la motivación para la adopción de cambios de estilo de vida.
- Se observó un impacto positivo en el conocimiento sobre la enfermedad y la adherencia a medidas preventivas.

2. Síndrome post-COVID en trabajadores fabril de Córdoba

La pandemia dejó secuelas en numerosos trabajadores, conocidas como síndrome post-COVID, con manifestaciones físicas y psicológicas. La enfermería desempeñó un papel crucial en:

- La identificación de síntomas persistentes, evaluación funcional y seguimiento clínico mediante uso de inteligencia artificial detectando aumento o disminución de enfermedades crónicas no transmisibles.
- La planificación de programas de rehabilitación y acompañamiento emocional, adaptados a las necesidades individuales.
- La educación para la autogestión de la salud, promoviendo autonomía y prevención de complicaciones.

3. Primeros auxilios y reanimación cardiopulmonar en población fabril

Capacitar a la comunidad laboral en primeros auxilios y RCP reduce significativamente el riesgo de mortalidad en emergencias. En esta intervención:

- Se realizaron talleres prácticos, demostraciones y simulaciones de escenarios críticos.

- Se fomentó la adopción de protocolos de seguridad y actuación inmediata, fortaleciendo la preparación ante eventos cardiovasculares u otras urgencias.

- La iniciativa contribuyó a la creación de una cultura preventiva y participativa a nivel laboral.

4. Estilo de vida saludable en personas con discapacidad intelectual

Promover la salud en poblaciones vulnerables requiere adaptar estrategias educativas y preventivas:

- Se desarrollaron programas de actividad física, nutrición y hábitos saludables diseñados para personas con discapacidad intelectual.

- La enfermería garantizó la inclusión, seguimiento personalizado y motivación continua, fortaleciendo la autonomía y el bienestar integral.

Estos ejemplos muestran cómo la enfermería trasciende el ámbito hospitalario y actúa de manera proactiva en la comunidad, promoviendo salud, prevención y educación sanitaria. La práctica asistencial en poblaciones diversas genera conocimiento aplicado, fortalece la disciplina y demuestra que la enfermería puede liderar programas que mejoren la calidad de vida y reduzcan riesgos en distintos contextos sociales y laborales.

Eje 5: Otros aportes para el progreso de la enfermería

1. Ateneos de Enfermería: crecimiento en el arte de cuidar (*Resumen de proyecto presentando en Congreso Federal de Enfermería en Brasil*)

Mención especial: a la Lic. Prof. Esp. Paula Andrea López, por la autoría e impulso de la idea de los ateneos como pioneros en enfermería; y a la Lic. Magali Medrano Chas, por su valioso acompañamiento en el proyecto, que presentamos exitosamente en el congreso (2019)

La práctica investigativa en enfermería se fortalece cuando se combinan la formación continua y la reflexión crítica sobre el cuidado. En este sentido, los ateneos de enfermería se presentan como espacios pioneros para el desarrollo de habilidades analíticas y científicas en profesionales y estudiantes.

Un ejemplo notable es la publicación realizada en un congreso en Brasil *"Ateneus de enfermagem: crescimento na arte de cuidar"* que evidencia la aplicación práctica de estos espacios en la construcción de un cuidado centrado en la persona, donde la reflexión y el debate colectivo fortalecen no solo la toma de decisiones, sino también la ética profesional y la humanización de los cuidados.

Incorporar la experiencia de los ateneos como eje introductorio de este capítulo permite contextualizar la enfermería investigadora no solo como un rol académico, sino como una práctica que surge de la interacción constante entre la teoría, la evidencia y la práctica cotidiana del cuidado, constituyéndose en un puente entre la formación, la investigación y la mejora continua de la atención.

El ateneo es la oportunidad para investigar, ver lo que todo el mundo ha visto y pensar lo que nadie más ha pensado.

El ejercicio de la profesión de enfermería comprende las funciones de promoción, recuperación y rehabilitación de la salud, así como la de prevención de enfermedades, desarrolladas de manera autónoma dentro de los límites de competencia profesional. En este marco, exige la resolución cotidiana de situaciones complejas, sustentadas en el profesionalismo y decisiones firmes para asegurar la calidad del cuidado.

El ateneo es en este contexto una estrategia de desarrollo profesional que redunda en el incremento del saber, implicado en la práctica a partir del abordaje y la resolución en forma constante.

Con el fin de contribuir a la educación continua, se presentó este proyecto de implementación para posibilitar la reflexión crítica y colectiva, construir respuestas a diferentes situaciones desde aéreas de conocimientos generales y de temáticas más específicas.

Lo fundamental de esta propuesta es el contacto entre todos los sectores que integra el departamento de enfermería, la vivencia de las ponencias y oratorias de cada enfermero involucrado y la reflexión individual y colectiva que nos dirige a mejoras tanto profesionales como en relación al cuidado humanizado.

Por lo tanto, se planteó implementar la creación de ateneos en enfermería, aplicando así un plan estratégico que nos permita resolver dudas e inquietudes.

El objetivo estuvo enfocado en promover un espacio de encuentro entre enfermeros para debatir casos problemas y necesidades de cada servicio.

Por otra parte, se busca construir articulaciones y vínculos con los enfermeros de los diferentes servicios del nosocomio, con el fin de lograr unificación de criterios para la práctica profesional, mejorar la calidad de la atención que se brinda en todos los servicios y la experiencia del paciente.

En estos encuentros, también se identifican encontrar mejoras para brindar cuidados de calidad al paciente y familia teniendo en cuenta los aspectos psicológicos, sociales biológicos y culturales de aquellos que acuden para su atención.

Los temas que se desarrollaron durante los encuentros estuvieron enfocados en casos clínicos que hayan generado controversias en el cuidado enfermero o que se considere por parte de algún miembro del equipo de salud que el mismo podría haber sido más adecuado y oportuno para el paciente si se hubiera obrado de manera diferente, ofreciendo así por medio de la experiencia uso de recursos, bibliografía pertinente una mejora en la calidad de atención. Además de poder detectar puntos débiles en todo el sistema de manejo de pacientes en el pasc dc éste por los diferentes servicios.

El poder implementar ateneos semanales es generar un espacio de encuentro entre enfermeros de distintos servicios, promoviendo la construcción de vínculos, la articulación intersectorial y la consolidación de criterios comunes para la práctica profesional. Fortaleciendo así, el trabajo en equipo y fomentar un enfoque integral del cuidado, considerando los aspectos biológicos, psicológicos, sociales y culturales de los pacientes y sus familias.

En cada sesión, se abordaron casos clínicos concretos, apoyados en bibliografía pertinente y la experiencia de los participantes, con el fin de detectar oportunidades de mejora, incrementar la idoneidad del personal y elevar la calidad de atención. Este proceso, a su vez, refuerza la necesidad de educación continua, consolidando la excelencia profesional y la capacidad de enfermería para investigar, innovar y transformar la práctica en beneficio de los pacientes.

Otro de los puntos importantes es desarrollar mayor idoneidad del personal y vínculo entre los servicios.

Se concluye con la necesidad constante de educación continua por parte de enfermería a fin de mantener la excelencia profesional.

"El ateneo es la oportunidad para investigar, ver lo que todo el mundo ha visto y pensar lo que nadie más ha pensado”

2.Crítica al modelo de Virginia Henderson y propuesta de incorporación de nuevas necesidades (2026)

El modelo de Virginia Henderson [10] ha mantenido, durante más de medio siglo, un lugar central en la enfermería clínica y educativa. Su enfoque en las necesidades humanas básicas y en la autonomía del paciente sigue siendo un pilar ético y práctico de la profesión. Henderson concibe al enfermero como un profesional que facilita la independencia del individuo, proporcionando un marco sólido para la formación clínica y la práctica diaria.

No obstante, la evolución del contexto sanitario y social plantea limitaciones importantes al modelo original, que requieren actualización y expansión:

1. Foco individual y biológico excesivo: El modelo prioriza necesidades individuales y tareas básicas, pero en la actualidad, los cuidados requieren integrar determinantes sociales, condiciones comunitarias y factores poblacionales como pobreza, vivienda, acceso a servicios y redes de apoyo. Este enfoque limitado dificulta abordar problemas complejos como la multimorbilidad, inequidades en salud y vulnerabilidad social.

2. Escasa consideración del entorno planetario y eventos extremos: Henderson no incorpora factores ambientales o planetarios que afectan directamente la salud, como contaminación, cambio climático, olas de calor o desastres naturales. La resiliencia comunitaria y la preparación ante riesgos ambientales son esenciales en la enfermería contemporánea.

3. Poco preparada para la era digital y la inteligencia artificial: La atención moderna integra telemedicina, dispositivos de monitoreo, algoritmos predictivos y asistentes digitales. El modelo original no contempla la alfabetización digital del paciente ni las competencias tecnológicas del enfermero, limitando su aplicabilidad ética y práctica en entornos de alta tecnología.

4. Rol del equipo y modelos organizacionales: La concentración en la independencia individual puede subestimar el carácter interprofesional y sistémico del cuidado moderno. La coordinación entre equipos, la gestión de casos, el liderazgo en políticas y el advocacy sanitario requieren un marco conceptual explícito que el modelo clásico no ofrece.

5. Ausencia de perspectiva de equidad, derechos y justicia social: Si bien la visión humanista de Henderson es valiosa, carece de un eje que aborde inequidades estructurales, detectar discriminación y defensa de derechos, elementos fundamentales para la enfermería contemporánea.

A partir de estas limitaciones, se proponen nuevas necesidades a incorporar en 2026, que amplían la mirada del cuidado y la hacen más acorde con los desafíos actuales:

1. Apoyo social y equidad:

- Acceso a recursos básicos, servicios de salud y redes de apoyo que permitan vivir con autonomía y seguridad.
- Valoración: ¿El paciente cuenta con familiares o programas comunitarios que lo respalden?

2. Seguridad ambiental y resiliencia climática:

- Protección frente a riesgos ambientales, contaminación, eventos extremos o desastres naturales.

- Valoración: ¿Existen riesgos de inundación, olas de calor o exposición a contaminantes que afecten el cuidado?

3. Acceso y manejo de tecnología:

- Alfabetización digital y uso de herramientas tecnológicas para cuidado, seguimiento y comunicación.

- Valoración: ¿El paciente puede usar apps, telemonitorización o dispositivos de salud?

4. Participación comunitaria:

- Integración en su entorno y aseguramiento de derechos de salud.

- Valoración: ¿El paciente conoce sus derechos y participa en decisiones sanitarias que lo afectan?

5. Necesidad económica:

- Capacidad de solventar costos de medicamentos, tratamientos, dispositivos o transporte.

- Valoración: ¿El paciente puede costear medicamentos y terapias? ¿Existen ayudas sociales disponibles?

6. Seguimiento profesional post-alta:

- Garantizar apoyo profesional continuo durante los primeros 30 días post-alta para resolver dudas y prevenir complicaciones.

- Valoración: ¿El paciente tiene contacto con enfermería para seguimiento, consultas telefónicas o teleasistencia?

El modelo de Henderson mantiene su relevancia al centrarse en la autonomía y las necesidades básicas, pero su actualización es imprescindible. Incorporar nuevas dimensiones sociales, tecnológicas, ambientales, económicas y de seguimiento permite que el marco conceptual refleje la complejidad de la enfermería moderna, promoviendo un cuidado integral, equitativo y resiliente, y proporcionando a los profesionales herramientas conceptuales para enfrentar los desafíos del presente y el futuro.

EPÍLOGO

La enfermería se fundamenta en la integración del arte, la ciencia y el cuidado como pilares constitutivos de su identidad profesional, en un proceso histórico dinámico que continúa evolucionando desde enfoques centrados en lo técnico-biologicista hacia perspectivas más amplias, críticas e integrales, orientadas a la salud colectiva.

Esta transformación no solo ha implicado la incorporación de nuevos saberes, sino también la consolidación de competencias vinculadas al pensamiento crítico, la producción de conocimiento, la gestión del cuidado y el desarrollo de nuevas maneras de liderazgo capaces de responder a contextos sanitarios complejos y cambiantes.

En este marco, la profesión se construye en tensión constante entre teoría y práctica, entre estructura y experiencia, entre lo que se define conceptualmente y lo que efectivamente sucede en el encuentro con el otro. Sin embargo, más allá de los marcos conceptuales y de los dispositivos organizacionales, la enfermería encuentra su expresión más auténtica en el escenario concreto donde el cuidado se vuelve acto: en el contacto directo con el usuario-paciente.

Es allí donde convergen todas las dimensiones de la profesión, donde el conocimiento científico se articula con la sensibilidad, donde la técnica adquiere sentido a través de la presencia y donde cada intervención impacta de manera directa en la experiencia de quien atraviesa una situación de vulnerabilidad.

En ese espacio, muchas veces silencioso, el cuidado deja de ser una abstracción para transformarse en vínculo, en escucha, en observación atenta y en capacidad de respuesta frente a lo incierto. Es también en ese escenario donde se sintetiza la complejidad del rol profesional, no limitada a la dimensión asistencial, sino como punto de articulación de sus funciones esenciales. Estas funciones no operan de manera aislada, sino que se integran en cada decisión, en cada acción y en cada vínculo, configurando una práctica profesional compleja que exige no solo habilidades técnicas, sino también capacidad reflexiva, compromiso ético y responsabilidad social.

En este sentido, el ejercicio de la enfermería también interpela a la construcción colectiva de la profesión. La fragmentación, el individualismo y las lógicas de competencia debilitan un campo que, por su propia naturaleza, requiere cooperación, reconocimiento mutuo y trabajo en equipo. Recuperar el sentido de comunidad implica fortalecer vínculos profesionales, promover liderazgos basados interrelacionados y sostener una práctica coherente entre lo que se piensa, lo que se dice y lo que se hace.

La enfermería no puede sostenerse desde la indiferencia ni desde el distanciamiento, sino desde una presencia activa, consciente y comprometida con el otro.

A lo largo del tiempo, la experiencia enseña a percibir aquello que los indicadores no registran, a comprender que existen momentos en los que la intervención puede modificar el curso de una situación y otros en los que el acompañamiento se vuelve el eje central del cuidado. Esta comprensión no implica resignación, sino una forma más profunda de compromiso, en la que estar, sostener y brindar dignidad adquieren un valor tan significativo como cualquier procedimiento técnico.

Porque, en definitiva, la enfermería no se define únicamente por lo que hace, sino por cómo y desde dónde lo hace.

Y es en el encuentro directo al pie de la cama del paciente, donde esa definición alcanza su mayor sentido, donde se integran el saber, el hacer, el enseñar, el investigar y el gestionar en una misma práctica situada. Allí, el cuidado se convierte en la síntesis de toda la profesión, reafirmando que la enfermería es, ante todo, una disciplina que se construye en la presencia, en el compromiso y en la humanidad que cada profesional decide poner en juego en cada acto de cuidar.

ACERCA DEL AUTOR

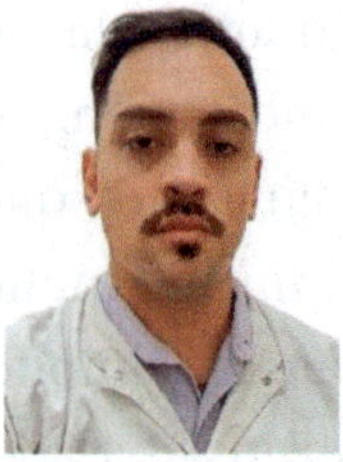

Pablo Gabriel Roldan nacido en Cordoba, capital, Argentina. Construye su carrera en el ámbito de la salud. Su dedicación a la formación continua y su labor en el área de la salud lo han llevado a transitar distintas formaciones:

- Enfermero Profesional Escuela de Enfermería Instituto Superior San Nicolás (SEP)
- Licenciatura en Enfermería UMAI Universidad Maimónides
- Diplomatura en Ciencias Forenses. UDE *Universidad del Este*
- Diplomatura en Salud Internacional UNPAZ
- Diplomatura en Cuidados Avanzados de Heridas Univ.Bs. As UBA
- Instructor en primeros auxilios-emergencias sanitarias Aider International
- Instructor en Reanimación Aider International
- Instructor en formación de brigadas de emergencias Aider International
- Instructor y habilitador de zonas cardio seguras Aider International
- Curso de Especialista en ICTUS-STROKE Angels Initiative BH
- Curso de posgrado en Disfagia Angels Initiative BH
- Posgrado docencia en Salud-Trayecto pedagógico Ministerio de educación y Grupo Congreso
- Posgrado de variaciones clínicas y gravedad Proyecto suma Asistencia y Rehabilitación en Salud Mental
- Maestrando en Gerenciamiento de Servicios Integrales de Enfermería en la Universidad Maimónides (UMAI)
- Actualmente cursando la carrera de posgrado: Especialidad em Políticas y gestión de cuidados en el campo de la Enfermería (UNPAZ)

BIBLIOGRAFÍA

1. Nightingale F. *Notes on Nursing: What It Is, and What It Is Not*. London: Harrison; 1860.

2. Hellriegel D, Slocum JW. *Comportamiento organizacional*. 12th ed. México: Cengage Learning; 2009.

3. Roldán PG. *Aportes de enfermería*. 1st ed. Córdoba: Autor; 2026.

4. Lasley S. The importance of continuous feedback in nursing. *Journal of Nursing Education and Practice*. 2019;10(3):45–52.

5. Marquis BL, Huston CJ. *Leadership roles and management functions in nursing: theory and application*. 10th ed. Philadelphia: Wolters Kluwer; 2021.

6. World Health Organization. *Global strategic directions for nursing and midwifery 2021–2025*. Geneva: WHO; 2021.

7. Goleman D. *Working with emotional intelligence*. New York: Bantam Books; 1998.

8. Goleman D, Boyatzis RE, McKee A. *Primal leadership: unleashing the power of emotional intelligence*. Boston: Harvard Business Review Press; 2002.

9. Titzer JP, Kell L. 360-degree feedback for nursing professionals: a review. *Nursing Management Review*. 2017;12(2):28–34

10. Henderson V. *The nature of nursing: a definition and its implications for practice, research, and education*. New York: Macmillan; 1966

Made in United States
North Haven, CT
04 November 2026

21725772R00049